SCHRIFTEN AUS DEM GESAMTGEBIET DER GEWERBEHYGIENE
HERAUSGEGEBEN VON DER DEUTSCHEN GESELLSCHAFT FÜR GEWERBEHYGIENE
IN FRANKFURT A. M., VIKTORIAALLEE 9
NEUE FOLGE. HEFT 13

Über die Gesundheitsgefährdung bei der Verarbeitung von metallischem Blei
mit besonderer Berücksichtigung der Bleilöterei

Von

Dr. med. Hans Engel
Mitglied des Reichsgesundheitsamts Berlin

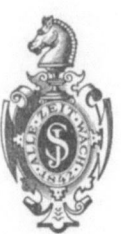

Berlin
Verlag von Julius Springer
1925

ISBN 978-3-642-98702-1   ISBN 978-3-642-99517-0 (eBook)
DOI 10.1007/ 978-3-642-99517-0

Alle Rechte, insbesondere das der Übersetzung in fremde Sprachen, vorbehalten.

Vorwort.

In den Jahren 1920 bis 1922 wurden vom Reichsgesundheitsamt auf Ersuchen des Reichsarbeitsministeriums zur Klärung der neuerdings aufgeworfenen Frage, ob und wieweit das Umgehen mit metallischem Blei in gesundheitlicher Hinsicht bedenklich sei, bezügliche Erhebungen und Untersuchungen angestellt. Die Ermittelungen erstreckten sich auf Betriebe, in welchen metallisches Blei verarbeitet wird, insbesondere auf Bleiwalzwerke, Bleipressereien, Bleischmelzereien und Bleilötereien.

Über das Ergebnis der Erhebungen wurde am 4. Februar 1923 an das Reichsarbeitsministerium ein Gutachten erstattet, das seinem wesentlichen Inhalte nach in entsprechender Umarbeitung nachstehend veröffentlicht wird.

Berlin, im Mai 1925

H. Engel.

Inhaltsverzeichnis.

	Seite
I. Übersicht über das Gesamtergebnis der Untersuchungen	1
II. Ergebnisse der ärztlichen Untersuchungen in den einzelnen Betrieben zur Verarbeitung von metallischem Blei	11
A. Methodik der ärztlichen Untersuchungen	11
B. Ergebnisse in den einzelnen Betrieben	14
I. Bleilötereibetriebe	14
Allgemeine Betriebs- und Arbeitsverhältnisse	14
II. Bleigießerei- und Bleigußputzereibetriebe	27
1. Gitterplatten-Herstellungsbetrieb (Gießerei und Putzerei einer Akkumulatorenfabrik)	27
2. Betrieb für Bleispritzguß	29
III. Kabelwerke, Bleiröhrenpressereien und Bleiwalzwerke	29
IV. Betrieb für klempnermäßige Verarbeitung verbleiter Bleche	30
V. Stanniol- und Flaschenkapselfabriken	31
III. Vergleichende Betrachtung der Ergebnisse in verschiedenen Betriebsarten nach gewerbehygienischen Gesichtspunkten	32

I. Übersicht über das Gesamtergebnis der Untersuchungen.

Die Besichtigungen und Erhebungen erstrecken sich auf insgesamt 20 Betriebe, in welchen im ganzen 853 Arbeiter einer ärztlichen Untersuchung auf Anzeichen einer Bleischädigung unterzogen wurden. Es entfielen hiervon auf:

	Betriebe:	Zahl der untersuchten Arbeiter:
1. Kabel- und Bleiröhrenpressereien und Bleiwalzwerke	9	89
2. Stanniol- und Flaschenkapselfabriken	2	11
3. Herstellung von Blei- und Hartbleiguß	3	69
4. Klempnermäßige Verarbeitung verbleiter Bleche	1	70
5. Bleilötereibetriebe	5	614
	20	853

Die Ergebnisse der Besichtigungen und Untersuchungen in den einzelnen Betrieben sind im Abschnitt 2 wiedergegeben und im Abschnitt 3 vergleichend besprochen. Das Gesamtergebnis läßt sich im wesentlichen wie folgt zusammenfassen:

In Betrieben der Kabel- und Röhrenpresserei sowie der Bleiwalzerei wurde kein Fall nachweislicher Bleischädigung gefunden und die Zahl derjenigen Untersuchten, bei welchen eine solche ausgeschlossen werden konnte, war hoch.

Ganz ähnlich dürften die Verhältnisse bei der Stanniolfabrikation liegen. In dem einzigen besichtigten Betrieb dieser Art mit 150 Arbeitern (und Arbeiterinnen) mußte zwar aus äußeren Gründen von einer Einzeluntersuchung der Arbeiter abgesehen werden, doch machten alle — einerlei ob sie bei dem Auswalzen, Schneiden, Fertigmachen und Sortieren oder bei dem Verpacken von Stanniol beschäftigt waren — durchweg den Eindruck vollkommener Gesundheit. Dagegen zeigten die Poliererinnen der besichtigten Flaschenkapselfabrik bei näherer Untersuchung zum Teil Anzeichen der Bleiaufnahme und Bleischädigung, die mit allergrößter Wahrscheinlichkeit auf die mit dieser Arbeit verbundene Entwicklung von bleihaltigem Staub zurückgeführt werden konnte.

In den Betrieben zur Herstellung von Hartbleiguß erwies sich die Bleigefährdung als geringfügig. 70 vH. der Arbeiter wurden als ganz frei von Anzeichen einer Bleiaufnahme befunden, auch die übrigen zeigten abgesehen von Bleisaum keine Anzeichen einer Bleiaufnahme und Bleiwirkung, und bei keinem der mit Bleisaum Behafteten ließ sich durch die mikroskopische Blutuntersuchung eine Bleischädigung nachweisen. Ebenso fehlten verdächtige subjektive Beschwerden vollkommen. Bemerkenswert war, daß Bleisaum als Anzeichen der Bleiaufnahme fast ausschließlich bei den Gießern (nicht aber bei den Putzern) festgestellt werden konnte, wobei zu beachten ist, daß die Gießtemperatur des Bleis in dem betreffenden Betrieb (Akkumulatorenfabrik) aus technischen Gründen — mit 700 bis 800 Grad — besonders hoch ist.

Etwas ungünstiger als in den seither genannten Betrieben wurden die Verhältnisse in einem Betrieb gefunden, in welchem verbleite Bleche klempnermäßig — mittels Lötkolbenarbeit — zur Reparatur von Gasmessern verwendet werden. Neben 47 von 70 Arbeitern (= 64 vH.), die sich als ganz frei von objektiven Anzeichen einer Bleiaufnahme erwiesen, konnte hier bei 20 wegen Verdachts einer Bleischädigung näher untersuchten Arbeitern 2 mal (= 3 vH. der Belegschaft) eine solche durch die mikroskopische Blutuntersuchung nachgewiesen werden. Auch mehr oder weniger typische subjektive Beschwerden waren ziemlich häufig. Die nähere Prüfung der Arbeitsvorgänge machte es sehr wahrscheinlich, daß die verhältnismäßig höhere Bleigefährdung in diesem Betrieb weder auf das Anfassen der verbleiten Bleche, noch auf die Kolbenlötarbeit — Entstehung von Bleichloriddämpfen nach der Auffassung englischer Autoren — sondern vor allem auf die Entstehung von bleihaltigem Staub beim Reinigen der Lötstellen mittels Stahldrahtbürste zurückzuführen war.

Größer als in allen seither besprochenen Arten von Bleibetrieben erwies sich die Zahl der festgestellten Bleiwirkungen und Bleischädigungen in den Bleilötereibetrieben, und zwar derart, daß die ursächliche Verknüpfung der Bleigefährdung mit dem Arbeitsvorgang hier zweifellos grundsätzlich anders angesehen werden muß als in den übrigen Betrieben zur Verarbeitung von metallischem Blei. Von insgesamt 390 länger als $^1/_2$ Jahr beschäftigten Arbeitern solcher Betriebe wurden 174 = 45 vH. ganz frei von objektiven Anzeichen einer Bleiaufnahme gefunden, und es konnten andererseits bei 68 = 17 vH. Anzeichen einer Bleiwirkung oder Bleischädigung festgestellt und durch den Ausfall der Blut- und Harnuntersuchung bestätigt werden. Es zeigte sich ferner von Fall zu Fall immer deutlich, daß die Bleigefährdung in den einzelnen Betrieben dieser Art in ganz auffallender Weise in Zusammenhang steht mit dem Umfang, in dem homogene Verbleiungen ausgeführt werden; mit ihm steigt die Zahl der nachgewiesenen Fälle von Bleiwirkung und Bleischädigung und sinkt diejenige der ganz negativen Befunde. Eingehend ist dieser Zusammenhang der Bleigefährdung mit der Art der Bleilöterarbeit im zweiten und dritten Teil besprochen. Dabei konnte übereinstimmend für jeden einzelnen Betrieb nachgewiesen werden, daß die höhere Bleigefährdung ganz vorwiegend die Homogenverbleier betraf, daß sie verhältnismäßig gering war bei der „losen" Verbleiung, und wiederum etwas größer wie hier bei Vorbereitungsarbeiten für die Homogenverbleiung: vor allem bei dem „Abbrennen" alter Verbleiungen.

Die Zusammenhänge zwischen Bleigefährdung und Art der Bleiarbeit und die daraus mit großer Wahrscheinlichkeit zu ziehenden allgemeineren Schlußfolgerungen hinsichtlich der Quellen der Bleigefahr in den untersuchten Betrieben zur Verarbeitung von metallischem Blei sind an Hand der vorliegenden Untersuchungsergebnisse im dritten Teil näher besprochen.

Grundsätzlich müssen hierbei die verschiedenen Arbeiten der Bleimetallverarbeitung nach dem Gesichtspunkt unterschieden werden, ob es sich um Kaltbearbeitung von metallischem Blei handelt oder ob eine mehr oder weniger weitgehende Erhitzung des Bleies oder seiner Legierungen oberhalb des Schmelzpunktes stattfindet. Von den untersuchten Betrieben fallen nur diejenigen zur Herstellung und Weiterverarbeitung von Stanniolen ziemlich vollständig in die erstgenannte Gruppe. Wenn man von den wenigen Arbeitern absieht, die in getrennten Betriebsabteilungen die Bleibarren gießen, so beschränken sich hier die Arbeitsvorgänge bei der Herstellung von Erzeugnissen aus Blei und seinen Legierungen mit Zinn auf das Auswalzen, Zuschneiden, Sortieren und Verpacken der Stanniole, wobei vor allem an die hiermit verbundene Beschmutzung der Hände beim Anfassen der nur zum Teil mit einem Zinnüberzug versehenen Stanniole als Ursache der Bleiaufnahme gedacht zu werden pflegt. Bei der Herstellung von Flaschenkapseln kommt hinzu der mit nachweisbarer Bleistaubentwicklung verbundene Arbeitsvorgang des Polierens der mit Zinn überzogenen, aus 90 proz. Blei-Zinnlegierung bestehenden Kapseln. In den Kabel- und Röhrenpressereien kommt neben der Gefährdung durch Händebeschmutzung beim Aufnehmen, Aufwickeln, Abschneiden usw. der Kabel und Röhren, sowie beim Transport von Bleimaterial diejenige in Betracht, welche von dem Schmelzprozeß an der Bleipresse ausgeht. Die Arbeiterschaft ist hier gleichzeitig oder abwechselnd mit beiden Verrichtungen beschäftigt. Dagegen war bei der Gitterplattenherstellung in der untersuchten Akkumulatorenfabrik die Gießereiabteilung von derjenigen der Weiterbearbeitung der Gußstücke (Putzerei) räumlich und hinsichtlich der Belegschaft vollkommen getrennt. In allen diesen Betrieben hat sich die Bleigefährdung als sehr gering erwiesen, mit Ausnahme der Polierabteilung der untersuchten Flaschenkapselfabrik. Dieses Ergebnis entspricht, was zunächst die Frage der Gesundheitsgefährdung bei der Kaltbearbeitung von metallischem Blei anlangt, ganz den herrschenden Anschauungen und den Erfahrungen, welche bisher in Betrieben der gleichen und ähnlicher Art gemacht wurden. Die Bleigefährdung wird hier hauptsächlich auf die unmittelbare Beschmutzung der Hände beim Anfassen des Bleimaterials oder der hergestellten und verwendeten Bleigegenstände und die nachträgliche Übertragung des Bleis in den Mund bei der Nahrungsaufnahme oder bei anderen Gelegenheiten (Rauchen, Schnupfen, Tabakkauen usw.) zurückgeführt. Auch der bleihaltige „Raumstaub", der in allen derartigen Betrieben durch Zertreten von Bleiabfällen, Reibung usw. an staubenden Materialien entsteht, wird zumeist nur insofern als gefährlich erachtet, als er sich — mangels gehöriger Reinhaltung der Betriebsräume — an den Arbeitsstellen ansammelt und gelegentlich Hände und

Kleidung sowie etwa in den Arbeitsraum mitgebrachte Nahrungs- und Genußmittel beschmutzt und so schließlich den Weg in die Verdauungsorgane findet. Dagegen wird die Einatmung von schwebendem bleihaltigem Staub, der auf diese Weise entstanden ist, für weniger bedeutsam gehalten. (Vgl. Leymann: die Bekämpfung der Bleigefahr in der Industrie; Sternberg: Österreichisches Sanitätswesen, 1906, u. a.). Namentlich in Buchdruckereien ist diese Frage eingehender untersucht worden (Fromm: Über den bleihaltigen Staub der Setzereien, Hygienische Rundschau 1898; Pannwitz: Hygienische Untersuchungen im Buchdruckgewerbe, Arbeiten aus dem Kaiserlichen Gesundheitsamt, Bd. XII). Durch diese neueren Untersuchungen ist im Gegensatz zu den Ergebnissen früherer Untersucher (Stumpf: Archiv für Heilkunde 1875) gezeigt worden, daß der schwebende Luftstaub und der aus der Raumluft abgesetzte Staub z. B. in Setzersälen kein Blei oder nur sehr unbedeutende Mengen davon enthält. (Vgl. auch Thiele: Münch. med. Wochenschr. 1924, S. 399.)

Anders dürften aber die Verhältnisse da liegen, wo der Arbeitsvorgang selbst dauernd zur Entwicklung eines einigermaßen flugfähigen Blei- oder bleihaltigen Staubes, der unmittelbar zur Einatmung gelangt, Veranlassung gibt. Die vorliegenden Untersuchungen haben gezeigt, daß nur in den beiden Betrieben zur Kaltbearbeitung von Blei, in welchen diese Voraussetzung zutraf, die Zahl der Bleischädigungen etwas erheblicher war. In diesen Betrieben wurden auch in Staubproben von Stellen, an die nur flugfähiger Staub auf dem Luftwege gelangt sein konnte, ganz erhebliche Bleimengen gefunden. Das Ergebnis dieser Untersuchungen findet eine Bestätigung in anderwärts gemachten Erfahrungen. In England (vgl. Legge und Goadbye: Bleivergiftung und Bleiaufnahme, S. 305) ebenso wie in Österreich (vgl. Sternberg: l. c., und Teleky: Bericht über den 14. Internationalen Kongreß für Hygiene, und Legge und Goadbye: l. c.) zeigen sich in Faschenkapselfabriken nur die Poliererinnen erheblich durch Blei gefährdet. Das Ergebnis der Untersuchungen von Staubproben und Polierlappen machte es auch dort wahrscheinlich, daß die Staubentwicklung bei der Arbeit die Ursache der größeren Bleigefährdung war. Ganz entsprechend sind auch die Erfahrungen in den Schriftgießereien, wo die Hilfsarbeiterinnen am meisten gefährdet sind, die das stauberzeugende Abschleifen der Lettern zu besorgen haben (eine Arbeit, die heute durch Einführung der Komplettgießmaschinen vielfach überflüssig geworden ist). Es ist zuzugeben, daß der bei diesen Arbeiten entstehende Polier- und Schleifstaub auch zu einer starken Verunreinigung der Hände Veranlassung gibt. Doch ist man heute im Gegensatz zu älteren Autoren (Sternberg) der Ansicht, daß die größere Gefährlichkeit solcher stauberzeugenden Arbeiten in erster Linie auf die Einatmung des Staubes am Entstehungsort zurückgeführt werden muß. Sehr bemerkenswert ist in dieser Hinsicht auch die Beobachtung des bayerischen Landesgewerbearztes, daß in einem Betrieb zur Herstellung von Kunst- und Gebrauchsgegenständen aus einer Hartbleilegierung unter den Schleifern und Polierern zahlreiche zum Teil sehr schwere und tödliche Bleivergiftungen, darunter ein tödlicher Fall von Bleieklampsie, vorgekommen sind (Jahresberichte der Gewerbeaufsichtsbeamten 1921 Bd. II, 2, S. XXXI, und 1922 Bd. II, 2, S. XXV). Alle diese Erfahrungen lassen sich dahin zusammenfassen, daß bei der Kaltbearbeitung von Bleierzeugnissen die Bleigefährdung, die durch Beschmutzung der Hände beim Hantieren mit metallischem Blei verursacht wird, als recht gering bezeichnet werden kann und daß hierbei auch die Gefährdung durch Blei- oder bleihaltigen Staub nur dort erheblich ist, wo die mechanische Bearbeitung durch Polieren, Schleifen zur Entstehung eines flugfähigen Staubes Veranlassung gibt, der bei der Arbeit eingeatmet werden kann. Diese Gefährdung wird bei der Bearbeitung von Hartbleierzeugnissen im allgemeinen etwas größer sein und bei Weichbleierzeugnissen sich hauptsächlich auf das Polieren mit staubenden Tüchern und Schleifmitteln, wobei ein flugfähiger bleihaltiger Staub entsteht, beschränken. Ob die Resorption des mit der Atmung in den Körper gelangten Staubes schließlich vorwiegend im Verdauungskanal stattfindet, in welchen er teilweise durch Verschlucken gelangt (vgl. Lehmann und Mitarbeiter: Archiv für Hygiene Bd. 75) oder mehr oder weniger ausschließlich in den Atmungsorganen selbst, wie namentlich englische Autoren (Legge und Goadbye) annehmen, ist eine Sonderfrage von gewerbehygienisch untergeordneter Bedeutung. Letztere Anschauung hat wohl die größere Wahrscheinlichkeit für sich. Die Tierversuche von Goadbye, welche sie stützen sollen, müssen allerdings in ihren Ergebnissen einstweilen noch erhebliche Zweifel erwecken. Gewerbehygienisch wichtig ist, daß die Gelegenheit zur Bleiaufnahme auf dem Wege der Atmung und aus der Luft gegeben ist.

Die Frage der Bleigefährdung durch die Bleigießerei und Bleischmelzerei kann durch gewerbehygienische Erfahrungen und ältere diesbezügliche Untersuchungen als hinreichend geklärt angesehen werden. Sie ist im allgemeinen gering und — auch nach dem Ergebnis der vorliegenden Untersuchungen kaum größer als bei der Kaltbearbeitung von metallischem Blei; sie ist nicht bedingt durch die Entstehung und Einatmung von Bleidämpfen. Letztere Erkenntnis ist durch zahlreiche Untersuchungen — namentlich in Schriftgießereien — zuverlässig begründet. Die Auffassung, daß schon bei normalen Schmelztemperaturen Bleidämpfe in gesundheitsschädlichem Maße auftreten, muß durch diese Untersuchungen als widerlegt angesehen werden. [Erfahrungen in England weisen andererseits daraufhin, daß die Gefährdung durch Dämpfe von Bleichlorid beim „Verzinnen" durch Eintauchen in ein Bleibad recht erheblich sein kann. (Vgl. Legge-Goadbye, a. a. O. S. 304, 261, 262—264 und 198 ff.)] Größer ist hier, wie von den meisten neueren Autoren angenommen wird, die Gefährdung durch Bleioxydstaub, indem das an der Oberfläche der Bleischmelze sich bildende Bleioxyd unmittelbar oder bei Abschöpfen und sorglosem Ablagern verstäubt. Die Forderung, daß alle Bleischmelzkessel mit gut ziehenden Abzugshauben überdeckt sind, ist aus diesen Gründen berechtigt. Sie war in allen untersuchten Betrieben in mehr oder weniger zufriedenstellender Weise erfüllt. Die Untersuchungsergebnisse in den Kabel- und Röhrenpressereien und in dem Gießraum der untersuchten Akkumulatorenfabrik bestätigen, daß unter dieser Voraussetzung die Gesundheitsgefährdung beim Gießprozeß nicht größer ist als bei der Kaltbearbeitung von metallischem Blei. Auch in dem letztgenannten Betrieb, in welchem die Gießtemperatur außergewöhnlich hoch gehalten wird — bei etwa 700—800 Grad, d. h. bei schwacher Rotglut —, wurde kein Fall von Bleischädigung gefunden, Bleisaum allerdings bei den Gießern wesentlich häufiger als bei den Plattenputzern des nämlichen Betriebes.

Die gegenüber allen seither besprochenen Betriebsarten größere Bleigefährdung der Bleilöter muß — wie oben gesagt — notwendigerweise auf eine besondere Art und Quelle der Bleiaufnahme zurückgeführt werden, um so mehr als in einzelnen der besichtigten Bleilötereibetrieben die Werkstättenverhältnisse hygienisch ausgezeichnet und wesentlich günstiger waren als in den meisten anderen Betrieben. In dem dritten Abschnitt ist näher ausgeführt, daß auf Grund der Verteilung der beobachteten Bleiwirkungen und Bleischädigungen auf die verschiedenen Beschäftigungsarten in der Bleilöterei und auf Grund der vorgenommenen Luft- und Staubuntersuchungen mit Sicherheit angenommen werden muß, daß die Entstehung und Einatmung von Bleidämpfen bzw. richtiger Bleirauch (Bleioxydnebel) die Ursache der hohen Bleigefährdung namentlich der Homogenverbleier ist. Auf diesen Weg der Bleiaufnahme bei den Bleilötern ist, soviel hier bekannt, erstmals in dem Gutachten des Reichsgesundheitsamtes, betreffend die Gesundheitsschädigungen in Akkumulatorenfabriken (Arbeiten aus dem Kaiserlichen Gesundheitsamt Bd. XV) hingewiesen worden. Es ist dort bereits gezeigt, daß unter den Arbeitern einer Akkumulatorenfabrik die Bleilöter sich als die am stärksten mit Bleierkrankungen belastete Beschäftigungsgruppe erwiesen hatten, und es sind dort bereits Versuche mitgeteilt, die geeignet sind, die Entstehung von Bleidämpfen bei der Bleilöterarbeit nachzuweisen. Allerdings kommt in diesen Betrieben — wo es sich allgemein um „lose" Bleilötarbeit handelt — auch die Gefährdung durch Massestaub beim Zusammenlöten der Lappen der formierten Platten zu „Sätzen" in Betracht. Neuerdings sind in England ähnliche Versuche bei der nämlichen Arbeit — Zusammenlöten der Bleiauskleidung von Akkumulatorenzellen und Anlöten von Bleilappen — angestellt worden. In dem dritten Abschnitt sind die Ergebnisse von ähnlichen Untersuchungen mitgeteilt, die in einer der besichtigten Bleilöterwerkstätten vorgenommen wurden und ebenfalls die Entstehung von Bleidämpfen bei der Bleilöterei mittels Wasserstoff-Sauerstoffgebläse beweisen. Die genannten Untersuchungen in Akkumulatorenfabriken betrafen die Ausführung loser Verbleiung. Die Ergebnisse der vorliegenden Arbeiteruntersuchungen haben einwandfrei gezeigt, daß die Bleigefährdung bei der homogenen Verbleiung, wie sie namentlich in chemischen Fabriken und für deren Bedarf (Herstellung verbleiter Druckgefäße) ausgeführt wird, ganz erheblich größer ist. Das ist offensichtlich nur dadurch zu erklären, daß hierbei infolge der stärkeren und anhaltenden Erhitzung des Bleies und größerer Ausdehnung der unmittelbar erhitzten Fläche infolge Verwendung breiterer Gebläseflammen die Entstehung von Bleidämpfen begünstigt ist. Maßnahmen, welche gegen die erhöhte Bleigefährdung dieser Arbeiter zu ergreifen wären, müssen also vor allem diesem Umstand Rechnung tragen. Eine Vorrichtung zur Absaugung von Bleidämpfen an der Entstehungsstelle war, wie bei den Besichtigungen festgestellt wurde, in einem Betrieb bei homogenen Innenverbleiungen in Gebrauch. Neben der Gefährdung durch Bleidämpfe bei der Lötarbeit verdient selbstverständlich auch für die Bleilöter wie für alle Bleiarbeiter diejenige durch Beschmutzung der Hände und durch bleihaltigen Staub Beachtung. Sie dürfte bei der Homogenverbleiung im allgemeinen sehr gering, andererseits bei der losen Verbleiung und bei allen Wiederherstellungsarbeiten an gebrauchten Apparaten zuweilen größer sein, als bei den meisten übrigen Bleimetallarbeiten; denn die bei der losen Verbleiung verarbeiteten Bleiplatten, namentlich aber die bei Reparaturen zu entfernenden Bleiteile, sind häufig durch Korrosion und oberflächliche Oxyd, Karbonat- und Sulfatbildung verändert, wodurch zur Verstäubung und Beschmutzung in höherem Maße Veranlassung gegeben ist. Es kann aber auf Grund der Untersuchungsergebnisse in diesen Betrieben keineswegs der Auffassung beigetreten werden, daß die Bleigefährdung bei der Bleilöterei, insbesondere bei der Homogenverbleiung, ausschließlich oder auch nur vorwiegend auf diese Weise zustande komme.

Was nun die in Betrieben zur Verarbeitung von metallischem Blei zur Verhütung von Gesundheitsschädigungen durch Blei geeigneten Maßnahmen anlangt, so werden solche den verschiedenen vorwiegend in Betracht kommenden Möglichkeiten der Bleiaufnahme — durch Beschmutzung der Hände, der Kleidung und etwa während der Arbeitszeit genossener Speisen und Getränke, durch Einatmung von bleihaltigem Staub und durch Einatmung von „Bleidämpfen" — Rechnung zu tragen haben, und es werden die zu stellenden Anforderungen verschieden sein müssen, je nachdem bei den einzelnen Betriebsarten die eine oder andere Möglichkeit vorliegt. Die Möglichkeit der Bleiaufnahme durch äußere Beschmutzung, sei es der Hände beim Anfassen von Bleimetall (und seinen Legierungen), sei es der Kleidung oder der zur Arbeit mitgebrachten Speisen und Genußmittel, sowie der Eß- und Trinkgeschirre durch bleihaltigen Staub ist mehr oder weniger in allen Betrieben dieser Art gegeben. Die Bleiaufnahme kann hierbei sowohl während der Arbeitszeit erfolgen, wenn Speisen und Genußmittel in die Werkstätten mitgebracht und dort ohne genügende Händereinigung verzehrt werden, als auch in der Behausung des Arbeiters, wenn dieser die Werkstatt ohne Kleiderwechsel und genügende Reinigung des Körpers verläßt. Die Gefährdung, welche ausschließlich auf diese Weise zustande kommt, kann zwar nach den vorliegenden Untersuchungsergebnissen als gering angesehen werden, es ist aber hierbei zu berücksichtigen, daß den Anforderungen, die zu ihrer Verhütung an die Betriebseinrichtungen zu stellen sind, in allen besichtigten Betrieben in der Hauptsache Rechnung getragen war. Die Gefährdung, welche unter dieser Voraussetzung nur bei **persönlicher** Unachtsamkeit und Mangel an Reinlichkeit erheblicher ist, würde eine **allgemeine** sein, wenn diese Voraussetzung nicht erfüllt ist. Aus diesem Grunde scheint es notwendig, bestimmte Anforderungen nach dem Muster der bestehenden Verordnungen für Bleibetriebe an die Beschaffenheit der Arbeitsräume und die regelmäßige Reinigung derselben im Hinblick auf die Vermeidung der Staubansammlung und die Möglichkeit der Staubbeseitigung zu stellen, ferner ist die Bereitstellung von geeigneten besonderen, von der Werkstätte getrennten Eßräumen und von Wasch- und Ankleideräumen mit ausreichenden Einrichtungen und Benutzung besonderer Arbeitskleidung erwünscht. Ein **allgemeines** Verbot der Frauenarbeit erscheint nicht notwendig.

Für Betriebe, in denen Blei geschmolzen und gegossen wird, ist **außerdem** zu fordern, daß alle Schmelzkessel mit einer gut ziehenden, nur an einer Seite offenen Abzugshaube versehen sind, und daß für eine einwandfreie Beseitigung bzw. Aufbewahrung der abgeschöpften Bleiasche Sorge getragen ist.

Besondere Vorkehrungen werden ferner zu treffen sein in Betrieben, in welchen eine stauberzeugende mechanische Bearbeitung von Erzeugnissen aus Blei und seinen Legierungen stattfindet. Hierhin gehört — soweit hier übersehen werden kann — das Polieren und Schleifen derartiger Erzeugnisse auf der Drehbank oder von Hand mit oder ohne Anwendung eines Polier- oder Schleifmittels, vor allem das Polieren von Flaschenkapseln, einerlei ob mit Zinnüberzug versehen oder nicht, und das Fertigmachen von Lettern, welche auf der Handgießmaschine hergestellt sind, ferner die Bearbeitung von Hartbleierzeugnissen, verbleiter Bleche usw. mittels Drahtbürsten, sowie jede formgebende mechanische Bearbeitung — maschinell oder von Hand — von Hartbleierzeugnissen durch Schleifen, Sägen, Hobeln, Raspeln und Feilen usw. (vgl. § 4 der Verordnung für Akkumulatorenfabriken). Für diese Arbeiten ist, soweit tunlich, dafür Sorge zu tragen, daß der entstehende Staub durch geeignete Einrichtungen an der Entstehungsstelle abgesogen, oder seine Einatmung in anderer Weise verhindert wird. Die Verwendung von Frauen für diese Arbeiten wäre möglichst zu vermeiden. Zwar ist die vielfach behauptete stärkere körperliche Empfänglichkeit des weiblichen Geschlechts für die Bleivergiftung noch nicht genügend erwiesen. Jedoch ist die wohl zuerst von A. Bluhm ausgesprochene Vermutung, daß die Gefährdung durch Bleistaub bei den Arbeiterinnen infolge der weiblichen Haartracht und der verhältnismäßig geringeren Sorgfalt der Frauen in der Reinlichkeitspflege — wenigstens bei Benutzung der im Betrieb vorhandenen Einrichtungen — größer sei als bei männlichen Arbeitern, nicht von der Hand zu weisen. Sie findet eine gewisse Bestätigung in der auffallend starken Belastung der Flaschenkapselpoliererinnen und der Hilfsarbeiterinnen in Schriftgießereien (Letternpoliererinnen) mit Bleivergiftungen, wie sie namentlich in Österreich

(Sternberg, Teleky) beobachtet ist, sowie in dem Material der Leipziger Ortskrankenkasse sich nachweisen läßt. Eine neuerliche Veröffentlichung von Teleky (Legge, Goadbye, l. c. S. 306, Fußnote) läßt darauf schließen, daß in dieser Beziehung durch Einführung früher fehlender sanitärer Einrichtungen, entsprechend den im Vorangehenden gemachten Vorschlägen eine erhebliche Besserung in den Wiener Betrieben zur Herstellung von Flaschenkapseln eingetreten ist.

Was die erforderlichen Maßnahmen in Bleilötereien anlangt, so ist zu berücksichtigen, daß hier die Bleigefährdung nicht nur größer ist, sondern auch ihre Quellen anderer Art sind, als in den übrigen Bleimetallbetrieben. Außerdem sind — besondere Gesundheitsgefahren — durch Verwendung von unreinem, nicht durch Elektrolyse gewonnenem Wasserstoff (heute allerdings kaum mehr in Frage kommend), und durch chemische Produkte und Zwischenprodukte bei der Reparatur gebrauchter Apparate usw. — zu berücksichtigen. Aus diesen Gründen erscheint es auch angebracht, für sie an die Beschaffenheit der Werkstätten, Eßräume, Waschvorrichtungen usw. höhere Anforderungen zu stellen. Die Bereitstellung von Arbeitskleidung, von Umkleideräumen mit doppelten Kleiderschränken und von ausreichender Badegelegenheit, entsprechend diesen Bestimmungen ist besonders für die in chemischen Betrieben beschäftigten Bleilöter notwendig und gerechtfertigt, soweit sie den nämlichen Schädigungen ausgesetzt sind wie die betreffenden Betriebsarbeiter.

Der Schwerpunkt der Bekämpfung der Bleigefahr liegt aber — wenigstens namentlich bei der Homogenverbleiung — in der Beseitigung der bei der Lötarbeit entstehenden „Bleidämpfe" oder einer wirksamen Verhütung ihrer Einatmung. Wo es durchführbar erscheint, wird die Anwendung wirksamer Absaugevorrichtungen zweckmäßig sein. In einem Betriebe war bei homogenen Innenverbleiungen größerer Gefäße eine derartige Vorrichtung mit beweglichem Absaugerohr in Gebrauch, deren Wirkung bei der Bearbeitung großer Flächen mit starker Gebläseflamme immerhin beschränkt sein dürfte, da die notwendige Luftförderung aus technischen und gesundheitlichen Gründen auf Schwierigkeiten stoßen wird. Leichter und wirksamer wird sich eine Absaugung bei kleineren an der Werkbank ausgeführten Arbeiten einrichten lassen. Wo die Anwendung von Absaugevorrichtungen undurchführbar erscheint, wie bei kurzdauernden Homogenreparaturen in nicht abmontierten Apparaten innerhalb der Betriebe, die häufig nur durch ein Mannloch befahrbar sind, ist die Verwendung von wirksamen Schutzmasken erforderlich, wozu, soweit Preßluft zur Verfügung steht, die Preßluftmasken sich eignen und auch eine neuerdings von der Auer-Gesellschaft konstruierte Schutzmaske verwendbar sein dürfte, welche hochdisperse Bleioxyde abzufangen vermag.

Bei der losen Verbleiung ist die Gefährdung durch Bleidämpfe wesentlich geringer als bei der Homogenarbeit. Hier könnte daher von der Anwendung von Absaugevorrichtungen ganz abgesehen werden, mindestens aber, soweit es sich nicht um Arbeiten an kleinen Werkstätten handelt, welche serienweise an der Werkbank ausgeführt werden. Mehr Beachtung beansprucht hier auch die Gefährdung durch Bleistaub, namentlich bei der Entfernung von Altblei aus gebrauchten Apparaturen und beim Einstemmen und Einpassen der oberflächlich durch Oxyd- und Karbonatbildung veränderten Bleiplatten in den Hohlraum offener Gefäße. Da diese Arbeiten nur beschränkte Zeit erfordern, würden der Anwendung von Schutzmasken — einfache Staubmasken würden hier genügen — wesentliche Schwierigkeiten nicht entgegenstehen.

Wesentlich geringer als bei der Homogenlötarbeit selbst ist nach dem Ergebnis der vorliegenden Untersuchungen die Bleigefährdung bei den Vorbereitungsarbeiten: dem „Abbrennen" homogen verbleiter Apparate zwecks Erneuerung der Verbleiung und dem „Verzinnen", welches der Homogenverbleiung vorangeht. Beim „Abbrennen", das mit besonders starken Gebläseflammen ausgeführt wird, sind es zweifellos Bleidämpfe, beim Verzinnen, wie nach diesbezüglichen Untersuchungen in England angenommen wird, vielleicht auch Chlorbleidämpfe, welche durch Einatmung zur Bleigefährdung führen können. Soweit nicht auf Maskenschutz zurückgegriffen werden kann, wäre das Abbrennen, wenn tunlich, bei sehr großen Apparaten außerhalb der Werkstätte im Freien oder in einem lediglich überdachten, sonst allseitig offenen Raum, oder aber unter einem genügend großen, sehr stark wirkenden (an einen Ventilator angeschlossenen) Abzugstrichter und, soweit erforderlich, unter Benutzung von Atemschützern vorzunehmen. Außerdem wären die Gebläseflammen nicht heißer und stärker wirkend (größer) zu wählen, als es die Ausführung der Arbeit erfordert; das gilt übrigens auch für die Bleilöterei im allgemeinen. Zur Zeit werden hierbei neben der Preßluft-Leuchtgas- und Preßluft-Sauerstoffflamme, auch die sehr viel heißeren Wasserstoffsauerstoff-, und in einzelnen Betrieben sogar die Azetylensauerstoffflamme angewendet. Daß letzteres technisch erforderlich sei, ist nicht anzunehmen, da manche Betriebe auch bei der homogenen Verbleiung ohne sie auszukommen scheinen. Es ist aber anzunehmen, daß die Bleiverdampfung und Verbrennung bei Anwendung heißer Flammen erheblich zunimmt. Das Reichsgesundheitsamt ist zur Zeit mit Untersuchungen über diese Frage beschäftigt, um Unterlagen dafür zu gewinnen, ob die Empfehlung der Verwendung bestimmter Gebläseflammen vom gesundheitlichen Standpunkt aus Vorteile verspricht[1]). Beim Verzinnen kommt als Schutzmaßnahme wohl nur die Anbringung stark wirkender (an einen Ventilator angeschlossener) Abzüge über den Schmelzgutwannen und die Ausführung dieser Arbeiten in genügend hohen und gut ventilierten Räumen in Betracht, da die Anwendung von Atemschützern bei dauernder Beschäftigung mit dieser Arbeit auf Schwierigkeiten stoßen wird.

Die Bleigefährdung der Bleilöter läßt es ferner erwünscht erscheinen, daß für diese Arbeiter, wenigstens in solchen Betrieben, in welchen

---

[1]) Diese sind inzwischen abgeschlossen und werden demnächst veröffentlicht.

homogene Verbleiungen ausgeführt werden, eine Überwachung durch periodische ärztliche Untersuchungen, sowie eine ebensolche vor Zulassung zur Beschäftigung stattfindet. Diese auf die mit Homogenverbleiung beschäftigten Arbeiter zu beschränken, ist deshalb vielleicht nicht angezeigt, weil eine scharfe Trennung der Beschäftigungsart offenbar nur ausnahmsweise durchgeführt ist. Sie wäre daher zweckmäßig auf alle Arbeiter und Hilfsarbeiter in Bleilötereibetrieben oder auf diejenigen auszudehnen, welche „vorwiegend oder gelegentlich" mit Ausführung homogener Verbleiung beschäftigt sind. Diese ärztliche Überwachung wäre entsprechend den Vorschriften in der Verordnung über die Einrichtung und den Betrieb von Anlagen zur Herstellung von Bleifarben und anderen Bleiverbindungen (§§ 17 und 18) und der zugehörigen Bekanntmachung über die Dienstanweisung für die ärztliche Untersuchung von Bleiarbeitern auszuführen. In Abweichung von dieser und den anderen Verordnungen für Bleibetriebe, die eine periodische Untersuchung der Arbeiter vorschreiben, wäre zu erwägen, ob — angesichts des langsamen Tempos der Bleiaufnahme und der erfahrungsgemäß sehr allmählichen Entwicklung der Bleischädigungen bei den Bleilötern — der vorbeugende Zweck der periodischen Untersuchungen nicht auch durch eine 3 monatliche Wiederholung derselben bereits gewährleistet wäre. Die Bedenken, welche vielfach gegen so langfristige Untersuchungen geäußert worden sind (vgl. die Frühdiagnose der Bleivergiftung, Schriften aus dem Gesamtgebiet der Gewerbehygiene, herausgegeben vom Institut für Gewerbehygiene) dürften bei Bleilötereibetrieben bei dem langsamen Tempo der Bleiaufnahme zurücktreten gegenüber dem Vorteil, den die Möglichkeit einer größeren Sorgfalt bei der Untersuchung bietet.

Die Beschäftigung von Frauen in Bleilötereibetrieben — welche übrigens, soviel hier bekannt, nicht stattfindet oder nur während des Kriegs vorübergehend stattfand — erscheint angesichts der nicht unerheblichen Bleigefährdung unerwünscht. Dagegen dürften gegen die Beschäftigung von jugendlichen Arbeitern als Hilfsbleilöter keine Bedenken bestehen, wenn eine ärztliche Überwachung stattfindet.

II. Ergebnisse der ärztlichen Untersuchungen in den einzelnen Betrieben zur Verarbeitung von metallischem Blei.

A. Methodik der ärztlichen Untersuchungen.

Die Untersuchungen wurden im wesentlichen entsprechend der Dienstanweisung für die ärztliche Untersuchung von Bleiarbeitern vom 27. Januar 1920 durchgeführt. Es wurden alle zur Zeit der Besichtigungen der Betriebe anwesenden, mit der Verarbeitung von metallischem Blei beschäftigten Arbeiter zunächst klinisch auf Anzeichen einer Bleischädigung untersucht. Hierbei wurde besonders geachtet auf Bleisaum, Bleikolorit und typisch oder auffallend blasse oder labile Gesichtsfarbe, Extensorenschwäche, sowie auf Angaben über früher bestandene oder in der letzten Zeit aufgetretene mehr oder weniger typische Beschwerden, insbesondere solche von Seiten der Verdauungsorgane. Bei allen Untersuchten wurde außerdem der systolische Blutdruck mittels der Recklinghausenschen Manschette gemessen. In allen Fällen, in denen auf Grund der klinischen Untersuchung eine Bleiwirkung oder Bleischädigung angenommen wurde, oder der Verdacht einer solchen bestand, wurden die in der Dienstanweisung vorgeschriebenen Blutuntersuchungen in den unter B I genannten Betrieben (Bleilötereien), außerdem die Untersuchung auf Hämatoporphyrin im Harn vorgenommen. Abweichend von dieser Dienstanweisung wurde zur Hämoglobinbestimmung das Autenriethsche Kolorimeter benutzt, und es wurden die gefundenen Hämoglobinwerte auf Prozente nach Sahli umgerechnet. (Nur in einem Betriebe wurde die Hämoglobinstimmung entsprechend der Dienstanweisung mit der weniger zuverlässigen Talquistschen Hämoglobinskala ausgeführt.) Zur mikroskopischen Blutuntersuchung wurden ausschließlich fixierte Ausstrichpräparate verwendet, die teils nach Manson, meist aber nach Hamel (mit alkalischem Methylenblau) gefärbt wurden. Von einer Auszählung wurde grundsätzlich abgesehen; es wurden vielmehr die Befunde annähernd gewertet, und zwar als „stark positiv", wenn schon in den ersten Gesichtsfeldern ein oder mehrere Körnchenzellen gefunden wurden, als „positiv", wenn dies erst nach längerer Durchmusterung des Präparats der Fall war, alle übrigen als negativ. Der Hämatoporphyrinnachweis wurde stets spektroskopisch erbracht nach Behandlung des Harns nach der Methode von Garrod (entsprechend der Vorschrift der Dienstanweisung). Abweichend von dieser konnten regelmäßig nur 150 bis 200 ccm Harn verarbeitet werden, wobei meistens nicht der Tagesharn, sondern — oft recht niedriggestellte — Einzelharne meist vom Vormittag zur Verfügung standen. Das salzsaure Filtrat vom Niederschlag wurde daher stets auf nur 5 ccm gebracht, die spektroskopische Beobachtung wurde an einer etwa 2,5 ccm dicken Schicht (im Reagenzglas) vorgenommen. Unter den eingehaltenen Bedingungen konnte der jeweilige Befund als positiv bzw. als stark positiv gewertet werden, wenn die Absorptionsstreifen des Hämatoporphyrins deutlich bzw. ausgesprochen stark zu sehen waren, zumal es sich oft um stark diluierte Harne handelte. Bei allen Befunden einer Blutdruckerhöhung wurde der Harn auf Eiweiß und Formelemente untersucht. Alle Untersuchten wurden außerdem über etwa früher durchgemachte Bleierkrankungen befragt und diesbezügliche Angaben, soweit als möglich, an Hand näherer Angaben über die Art der Krankheitserscheinungen nachgeprüft. Trotzdem haben solche Angaben hinsichtlich Vollständigkeit und Richtigkeit nur sehr beschränkten Wert.

Bei der statistischen Bearbeitung derartiger Untersuchungsbefunde ergeben sich stets Schwierigkeiten, weil die zahlenmäßige Feststellung der Häufigkeit bestimmter Einzelsymptome oder der Kombination verschiedener Symptome — etwa die Auszählung der Untersuchten mit 1, 2, 3 und mehr Symptomen — nur sehr unzuverlässige Schlußfolgerungen bezüglich der Häufigkeit der tatsächlichen Gesundheitsschädigungen durch Blei gestattet. Es ist daher in der folgenden Besprechung der Untersuchungsergebnisse von dieser vielfach üblichen Art der Verwertung der erhobenen Befunde abgesehen und vielmehr in folgender Weise vorgegangen worden: Ausgehend davon, daß die eingehenderen Blut- und Harnuntersuchungen nur bei solchen Arbeitern vorgenommen wurden, die schon auf Grund der klinischen Untersuchung als sicher oder wahrscheinlich unter Bleiwirkung stehend oder bleigeschädigt erkannt waren, konnten diejenigen Fälle, in denen diese Untersuchungen — und zwar die mikroskopische Blutuntersuchung und die Hämatoporphyrinprobe im Harn — positiv ausfielen, als nachgewiesene Fälle von Bleiwirkung oder Bleischädigung aufgefaßt werden. Eine Überbewertung des Ergebnisses dieser Untersuchungen ist unter diesen Umständen im Hinblick auf die vorangegangene Auswahl der näher Untersuchten nach dem Ergebnis der klinischen Untersuchung ausgeschlossen. Es handelt sich in allen diesen Fällen um festgestellte Bleiwirkungen und Bleischädigungen einschließlich der „Bleiträger" im Sinne der Dienstanweisung, nicht aber ohne weiteres um Bleierkrankungen. Auf der anderen Seite sind für jeden Betrieb diejenigen Fälle ausgezählt, in welchen alle objektiven Anzeichen einer Bleischädigung und Bleiaufnahme (einschließlich Bleisaum) vermißt wurden, bei welchen also eine gesundheitsschädliche Bleieinwirkung mit großer Wahrscheinlichkeit ausgeschlossen werden konnte. Außer diesen beiden Gruppen von Befunden, die in den einzelnen Betrieben zusammen etwa 60 bis 100 vH. der Untersuchten enthalten, verbleibt demnach eine dritte, die diejenigen Fälle umfaßt, bei welchen zwar einzelne objektive Symptome der Bleiaufnahme, wie Bleisaum, bisweilen auch subjektive, nicht charakteristische Beschwerden usw. vorhanden waren, der Verdacht einer Bleiwirkung oder Bleischädigung aber auf Grund der klinischen Untersuchung entweder nicht vorlag, oder durch die Blut- und Harnuntersuchung nicht bestätigt wurde. Auch diese Fälle können zum allergrößten Teil als „bleigesund" angesehen werden, mit Ausnahme vielleicht eines Teils derjenigen Fälle, welche ohne sonstige Anzeichen einer Bleischädigung Blutdrucksteigerung aufwiesen. Dieser Befund ist nicht in der Gruppe der Bleischädigungen mitgezählt, aber auch bei der Berechnung der Fälle ohne objektiven Befund sind diese Fälle nicht berücksichtigt.

Der Beurteilung der Bleigefährdung in den einzelnen Betrieben ist unter Zugrundelegung der jeweiligen Endurteile der Untersuchung ausschließlich die prozentuale Häufigkeit der beiden Grenzbefunde:
 1. Verdächtig einer Bleiwirkung oder Bleischädigung mit positivem Ausfall der Blut- [und Harn-]untersuchung,
 2. Frei von objektiven Anzeichen einer Bleiaufnahme und Bleiwirkung,
zugrunde gelegt. In den Übersichtstabellen ist aber außerdem die Zahl

der auf alle Untersuchten entfallenden hauptsächlichen Einzelsymptome der Bleiaufnahme und Bleischädigung sowie diejenige aller näher untersuchten Verdachtsfälle ersichtlich gemacht. Diese letztere Zahl ist aus dem Grunde von beschränktem Wert, weil namentlich in Betrieben mit überwiegend oder ausschließlich negativem Ergebnis der klinischen Untersuchung, auch solche Fälle der Blutuntersuchung unterworfen wurden, in welchen ein positiver Verdacht nicht vorlag, und das negative Ergebnis der Blutuntersuchung zu erwarten war. Bei den tabellarisch ausgewiesenen Prozentzahlen der positiven Blut- und Harnbefunde ist andererseits zu berücksichtigen, daß diese Untersuchungen nur bei einem Teil der Untersuchten (der klinisch Verdächtigen) ausgeführt wurden. Sie sind also für sich betrachtet nur unter Vorbehalt zu verwerten, da einige positive Befunde dieser Art vermutlich auch bei den übrigen Fällen hätten erhoben werden können.

B. Ergebnisse in den einzelnen Betrieben.

I. Bleilötereibetriebe.

Allgemeine Betriebs- und Arbeitsverhältnisse.

1. Betrieb A: Die Bleilötereiwerkstätten dieser Fabrik sind die weitaus größten unter den untersuchten Betrieben und beschäftigen zur Zeit der Untersuchung insgesamt 510 Arbeiter, davon 280 als „Bleilöter" und 230 als Hilfsarbeiter. Technisch kennzeichnend für sie ist der verhältnismäßig große Umfang, in welchem Neuherstellungen und insbesondere homogene Verbleiungen ausgeführt werden, und zwar zum Teil in besonderer Art und Weise zur Herstellung von Spezialapparaturen. Verwendet wird ausschließlich der sehr heiße Wasserstoff-Sauerstoffschweißbrenner und für gröbere Arbeiten, z. B. „Abbrennen" alter Verbleiungen und homogene Verbleiung großer Flächen, die Wasserstoffdruckluftgebläseflamme. Andererseits ist bemerkenswert die räumliche Vereinigung der Neuanfertigungen und der meisten großen Wiederherstellungsarbeiten in großen, zum Teil erst in neuerer Zeit erbauten und hygienisch sehr günstigen Werkstätten. Die Werkstätten lassen sich unterscheiden in die kleineren „Betriebswerkstätten", die den einzelnen Betriebsabteilungen angegliedert sind, und die großen Hauptwerkstätten. Die Betriebswerkstätten dienen ausschließlich zur Vorbereitung der Reparaturarbeiten in den Betrieben und Ausführung von Reparaturen an abmontierten Armaturen und Apparatteilen; in den Hauptwerkstätten dagegen werden vorwiegend Neuanfertigungen und Neuverbleiungen größerer Apparate und Apparatteile vorgenommen. Hiermit hängt es zusammen, daß homogene Verbleiungen ganz vorwiegend in diesen Werkstätten ausgeführt werden. Nach einer Angabe der Betriebsleitung sind von 250 Arbeitern der Hauptwerkstätten durchschnittlich 80 vH. mit homogener und 20 vH. mit loser Verbleiung, von 260 Betriebsarbeitern 10 vH. mit homogener und 90 vH. mit loser Verbleiung beschäftigt, wobei allerdings die Beschäftigungsart eines Teiles der Arbeiter einem gewissen Wechsel unterliegt. Nur ein Teil der Arbeiter führt ausschließlich eine der beiden Arbeiten (lose oder homogene Verbleiung) aus. Die genannten Prozentzahlen beziehen sich daher streng genommen nicht auf die Arbeiterindividuen, sondern auf die Art der Beschäftigung.

Von den gesundheitlichen Erhebungen wurden von den insgesamt 510 zur Zeit beschäftigten Arbeitern 495 erfaßt. Bei den zur Zeit der Untersuchung Erkrankten wurde die Art der Erkrankung auf Grund der Diagnose des behandelnden Arztes ermittelt; bei allen im Betrieb Anwesenden, im ganzen bei 463 Arbeitern, wurde eine Untersuchung auf Anzeichen einer Bleischädigung vorgenommen. Von den 463 Untersuchten waren nach eigner Angabe 288 Bleilöter und 175 Hilfsarbeiter. In der tabellarischen Zusammenstellung und der Berechnung der Ergebnisse sind hiervon ausgeschieden 2 Bleilöter, die seit länger als einem Jahr als Badewärter beschäftigt waren, und außerdem 18 Bleilöter und 45 Hilfsarbeiter, die noch nicht länger als 6 Monate beschäftigt waren. Es sind also berücksichtigt 398 Untersuchungsergebnisse bei 268 Bleilötern und 130 Hilfsarbeitern, die zur Zeit der Untersuchung länger als 6 Monate beschäftigt waren.

Von diesen waren beschäftigt:

	Bleilöter	Hilfsarbeiter	Summe
in den Hauptwerkstätten	153	50	203
in Betriebswerkstätten	115	80	195
	268	130	398

Hinsichtlich der Lebens- und Berufsaltersgruppierung zeichnet sich die Arbeiterschaft dieses Betriebes gegenüber allen übrigen untersuchten Betrieben durch das Überwiegen der jüngeren Gruppen aus; das hängt mit dem außerordentlich raschen Anwachsen der Belegschaft in den letzten Jahren zusammen, die fast ausschließlich durch Einstellung neu anzulernender und daher junger Leute ergänzt bzw. vermehrt werden kann. Da der Bleilötereiberuf fast ganz an die chemische Industrie gebunden ist, fehlt es an einem Angebot gelernter Arbeiter. Über Lebens- und Berufsalter der untersuchten Arbeiter geben die folgenden beiden Zusammenstellungen Auskunft.

Es entfielen von insgesamt 463 Untersuchten auf die Altersgruppen

bis zu 20 Jahren	256
21—30 „	148
31—40 „	38
41—50 „	16
über 50 Jahre	5
Summe	463

Die Hilfsarbeiter gehörten mit wenigen Ausnahmen der Altersgruppe bis zu 20 Jahren an.

Es hatten ein Berufsalter von:

	Bleilöter	Hilfsarbeiter	Summe
bis zu 2 Jahren	45	104	149
2— 5 „	136	66	202
5—10 „	74	4	78
über 10 Jahre	33	1	34
Summe	288	175	463

2. Betriebe B und C: Beide Betriebe sind technisch dadurch gekennzeichnet, daß ausschließlich homogene Verbleiungen vorwiegend großer Reaktionsgefäße (Innenverbleiungen) und in geringerem Umfang auch von Rührern und dgl. (Außenverbleiungen) — als Lohnarbeit im Auftrag der chemischen Industrie ausgeführt werden. Bei der Firma C werden auch homogene Verzinnungen mit reinem Zinn für Zwecke der Arzneimittelsynthese und der Nahrungsmittelindustrie vorgenommen. Das Arbeitsverfahren unterscheidet sich von demjenigen im Betrieb A insofern, als im Betrieb C ausschließlich der Leuchtgasdruckluft-Schweißbrenner mit verhältnismäßig niedriger Flammentemperatur, im Betrieb B für kleinere Arbeiten der Acetylen-Sauerstoff-Schweißbrenner, für größere Arbeiten der Acetylen-Druckluftbrenner verwendet wird. In beiden Betrieben werden die Bleilöterarbeiten in sehr geräumigen und hohen Kesselschmiedehallen ausgeführt.

Altersgruppierung und Durchschnittsalter, ebenso das Berufsalter der Arbeiterschaft — 12 bzw. 13 Mann — sind in beiden Betrieben wesentlich höher als bei dem Betrieb A.

Es entfielen auf die Altersgruppen

	im Betrieb B	im Betrieb C
bis zu 20 Jahren . . .	5	0
21—30 „ . . .	2	3
31—40 „ . . .	2	5
41—50 „ . . .	3	1
über 50 Jahre . . .	0	4
Summe	12	13

Dem Berufsalter nach verteilen sich die Arbeiter folgendermaßen:

	Im Betrieb C	Im Betrieb B
bis 1 Jahr	2	—
1— 5 Jahre	5	2
5—10 „	2	3
über 10 „	3	8

3. Betrieb D. Gesamtarbeiterzahl: 88, davon Bleilöter 81, Hilfsarbeiter 7.

Technisch kennzeichnend für diesen Betrieb ist der verhältnismäßig geringe Umfang, in dem homogene Verbleiungen ausgeführt werden. Ausschließlich oder vorwiegend sind nur 4 Bleilöter und 2 Hilfsarbeiter hiermit beschäftigt. 37 Bleilöter führen ausschließlich lose Verbleiungen aus, von den übrigen 40 nur 2 öfters auch homogene Verbleiungen. Die übrigen Löter werden mit homogenen Verbleiungen nur sehr selten beschäftigt. Es werden ganz überwiegend Reparaturen, Neuanfertigungen aber nur in kleinem Maßstab ausgeführt. Die Werkstätten (3) ähneln nach Größe und Einrichtung sowie nach Art der dort ausgeführten Arbeiten den kleinen Betriebswerkstätten des Betriebes A. Die Bleilöter sind nach der Art der von ihnen ausgeführten Arbeiten den Betriebsbleilötern dieses Werks gleichzuachten. Verwendet wird die Wasserstoff-Sauerstoffgebläseflamme. Bei homogenen Innenverbleiungen wird eine bewegliche Luftabsaugung mit Mundstück in der Nähe der Gebläseflamme benutzt.

Lebens- und Berufsalter der Arbeiter sind auch hier durchschnittlich wesentlich höher als bei den Arbeitern des Betriebes A, wie sich aus folgender Zusammenstellung ergibt:

Es gehören zu den Altersgruppen:

	Bleilöter	Hilfsarbeiter
bis zu 20 Jahren	0	0
21—30 Jahre	25	3
31—40 „	28	0
41—50 „	24	4
über 50 „	4	0
Summe:	81	7

Berufsalter	Bleilöter	Hilfsarbeiter
1— 5 Jahre	43	7
5—10 „	27	0
über 10 „	11	0
Summe:	81	7

Betrieb E: Technisch ist dieser Betrieb dadurch gekennzeichnet, daß homogene Arbeiten nur im allergeringsten Umfange, Neuanfertigungen überhaupt nicht und auch homogene Reparaturen nur selten ausgeführt werden. Vorwiegend damit beschäftigt ist nur 1 Arbeiter. Von der Gesamtbelegschaft von 22 Bleilötern und 17 Hilfsarbeitern führen 3 Bleilöter und 9 Hilfsarbeiter ausschließlich lose Verbleiungen aus. Von den übrigen sind 4 ab und zu, die anderen ganz selten auch mit kleinen homogenen Reparaturen beschäftigt.

Die Lebens- und Berufsaltersgruppierung der Arbeiterschaft ist wesentlich höher als in allen seither besprochenen Betrieben.

Es entfielen auf die Altersgruppen:

	Bleilöter	Hilfsarbeiter	Summe
bis zu 20 Jahren	0	3	3
21—30 Jahre	2	6	8
31—40 „	8	4	12
41—50 „	10	2	12
über 50 „	2	2	5
Summe:	22	17	39

Es entfallen auf die Berufsaltersgruppen:

	Bleilöter	Hilfsarbeiter	Summe
1— 5 Jahre	4	11	15
5—10 „	4	4	8
über 10 „	14	13	17
Summe:	22	17	39

Die Ergebnisse der ärztlichen Arbeiteruntersuchungen sind in der Tabelle 1 für alle von der Erhebung erfaßten Bleilötereibetriebe zusammengestellt: nach Ausschluß aller nicht länger als 6 Monate oder zur Zeit der Untersuchung nicht mehr mit Bleilöterarbeit beschäftigten Arbeiter, sind hierbei von insgesamt 614 Untersuchten 549 Ergebnisse berücksichtigt (Tabelle 1).

Hinsichtlich der Beschäftigung ist hierbei von der Beschäftigung als Bleilöter diejenige als Hilfsarbeiter, weiterhin diejenige im Betrieb

Ergebnisse der ärztlichen Untersuchungen von metallischem Blei.

Tabelle 1. Übersicht über die Ergebnisse der ärztlichen

Art der Beschäftigung	Gesamtzahl der Untersuchten	Subjektive Beschwerden				Hautfarbe				Bleisaum				Blutdruckerhöhung		Ganz ohne Symptome	
		Magenbeschwerden usw.		sonstige		auffallend blaß		Kolorit		vorhanden		stark					
	1	2		3		4		5		6		7		8		9	
		vH. d.Ges.-Zahl		vH.		vH.		vH.		vH.		vH.		vH.		vH.	
A. Bleilöter. Ausschließlich od.																	
1. Vorwiegend homogen	93	23,9	18	19	22	23	45	48	23	24	60	64	15	16	18	19	11	12
2. Homogen und lose	36	9,2	13	36	13	36	15	41	—	—	18	50	5	13	5	13	6	16
3. Vorwiegend lose	84	21,6	14	16	13	15	17	20	—	—	29	34	4	4	13	15	30	35
4. Ausschließlich lose	125	32,2	22	17	19	15	11	8	—	—	27	21	5	4	15	12	61	48
5. Abschmelzer u. Verzinner	15	3,8	2	13	4	26	2	13	1	6	6	40	—	—	1	6	4	26
6. Gießer	26	6,7	2	7	9	34	1	3	—	—	1	3	1	3	7	26	14	53
7. Kaltbearbeitung und Transport	9	2,3	1	11	3	33	—	—	—	—	—	—	—	—	—	—	6	66
	388		72	18,5	83	21,3	91	23,4	24	6,1	141	36,3	30	7,7	59	15,2	132	34,0
B. Hilfsarbeiter. (darunter 1 Aufs.).																		
1. Ausschließlich oder vorwiegend homogen	19	11,8	3	15	5	26	10	52	1	5	10	52	4	20	2	10	4	20
2. Homogen und lose	4	2,4	1	25	1	25	—	—	—	—	—	—	—	—	1	25	1	25
3. Ausschließlich u. vorwiegend lose	93	57,7	9	9	3	3	3	3	—	—	13	13	—	—	8	8	65	69
4. Verzinner und Abbrenner	6	3,7	1	16	—	—	1	16	—	—	1	16	—	—	—	—	3	50
5. Gießer und Schmelzer	11	6,8	2	18	3	27	2	18	—	—	1	9	—	—	1	9	4	36
6. Transport und Lager	26	16,1	2	7	—	—	3	11	—	—	5	19	2	7	1	3	17	65
7. Kaltbearbeitung (1 Aufs.)	2	1,2	—	—	—	—	—	—	—	—	2	100	—	—	1	50	—	—
	161		18	11,1	12	7,4	19	11,8	1	0,6	32	19,8	6	3,7	14	8,6	94	58,3
	549		90	16,3	95	17,3	110	20,0	25	4,5	173	31,5	36	6,5	73	13,2	226	41,1

Untersuchungen in den Bleilötereibetrieben.

Ohne objektiven Befund		Näher untersucht		Dgl. mit positivem Ergebnis		Hb-Gehalt des Blutes 71 vH.		Polychromasie		Basophile Körnelung		Dgl. stark		Hämatoporphyrin im Harn		Dgl. stark	
10		11		12		13		14		15		16		17		18	
	vH.		vH.		vH.		vH.		vH.		vH.		vH.		vH.		vH.
17	18	53	57	41	44	9	9	35	37	37	39	12	12	46	48	20	21
9	25	19	52	7	19	2	5	8	22	8	22	5	13	10	27	2	5
34	40	22	26	13	15	4	4	14	16	16	19	4	4	10	11	3	3
80	64	11	8	4	3	4	3	5	4	3	2	—	—	3	2	1	0,8
8	53	3	20	2	13	—	—	1	6	1	6	—	—	2	13	1	6
18	69	3	11	1	3	—	—	—	—	—	—	—	—	3	11	1	3
8	88	—	—	—	—	—	—	—	—	—	—	—	—	—	—	—	—
174	44,8	111	28,6	68	17,5	19	4,8	63	16,2	65	16,7	21	5,4	74	19,0	28	2,7
5	26	8	42	3	15	1	5	4	20	2	10	—	—	5	26	1	5
2	50	1	25	—	—	—	—	—	—	—	—	—	—	1	25	—	—
73	78	2	2	1	1	1	1	2	2	1	1	1	1	2	2	1	1
3	50	1	16	—	—	—	—	—	—	—	—	—	—	—	—	—	—
7	63	2	18	—	—	—	—	—	—	—	—	—	—	1	9	—	—
19	73	2	7	1	3	—	—	1	3	1	3	—	—	1	3	—	—
—	—	—	—	—	—	—	—	—	—	—	—	—	—	—	—	—	—
109	67,7	16	9,9	5	3,1	2	1,2	7	4,3	4	2,4	1	0,6	10	6,2	2	1,2
283	51,5	127	23,1	73	13,2	21	3,8	70	12,7	69	12,5	22	4,0	84	15,3	30	5,4

oder in der Werkstatt, und ferner vor allem nach der Art der ausgeführten Arbeit die Homogenverbleiung von der „losen" Bleilöterei zu unterscheiden. (Über die Eigenart dieser beiden Arbeitsweisen ist im dritten Teil Näheres zu finden.) In der Tabelle 1 ist zwischen Werkstätten- und Betriebsbleilötern nicht unterschieden, sie sind aber in der folgenden Gegenüberstellung gesondert ausgewiesen.

Es waren:

	1. Frei von objektiven Anzeichen einer Bleiaufnahme	2. Verdächtig auf Bleiwirkung oder Bleischädigung mit positivem Blut- und Harnbefund
Von allen 549 länger als 6 Monate Beschäftigten	283 = 52 vH.	73 = 13 vH.
Von 171 Werkstättenbleilötern	70 = 41 vH.	42 = 25 vH.
Von 217 Betriebsbleilötern	104 = 48 vH.	26 = 12 vH.
Von 388 Bleilötern überhaupt	174 = 45 vH.	68 = 18 vH.
Von 161 Hilfsbleilötern	109 = 68 vH.	5 = 3 vH.

Die wesentlich günstigeren Ergebnisse bei den Hilfsarbeitern erklären sich schon aus dem geringeren Berufsalter — die Hilfsarbeiter sind zum allergrößten Teil 15—17jährige Lehrlinge, nur in einigen Betrieben zum Teil älter —, vor allem aber aus der Art der Beschäftigung. Sie sind zumeist als „Handlanger" mit Handreichungen bei der Lötarbeit und mit dem Transport von Material (Blei) und Geräten beschäftigt.

Der namentlich in der Zahl der Bleiwirkungen ersichtliche Unterschied zugunsten der Betriebsarbeiter erklärt sich nur zum Teil daraus, daß die Bleilöterarbeit in den Betrieben vielfache Unterbrechungen erleidet durch Wege von und zur Arbeitsstätte, und daß sie sich nicht in geschlossenen, ganz von der Bleiarbeit in Anspruch genommenen Werkstätten abspielt, zum Teil sogar im Freien. Ausschlaggebend ist vielmehr offenbar die Art der ausgeführten Bleilöterarbeiten. Von den Werkstättenarbeitern sind 49 vH., von den Betriebsbleilötern nur 4 vH. ausschließlich oder vorwiegend mit homogener Verbleiung beschäftigt; von jenen führen 36 vH., von diesen mehr als 50 vH. überhaupt keine homogenen Arbeiten aus (diese Zahlen beruhen auf den eignen Angaben der Untersuchten über die Art der Beschäftigung; nach den Angaben der Betriebsleitungen entfallen auf die Werkstätten etwa 80 vH., auf die Betriebe weniger als 10 vH. homogene Arbeiten). Wie sehr die Bleigefährdung mit der Eigenart dieser verschiedenen Arbeiten zusammenhängt, und wie sehr die Bleischädigungen bei den homogenen Verbleiungen überwiegen, zeigt die Tabelle 1, in der die Befunde bei allen Bleilötern und Hilfsbleilötern unter Berücksichtigung der besonderen Art der Beschäftigung ausgewiesen sind.

Von 93 ausschließlich oder vorwiegend mit homogener Verbleiung beschäftigten Bleilötern (24 vH. der Gesamtbelegschaft in Werkstätten und Betrieben) waren:
1. Frei von objektiven Anzeichen der Bleiaufnahme 17 = 18 vH.
2. Verdächtig auf Bleischädigung mit positivem Blut- und Harnbefund . . . . 41 = 44 „

Von 125 ausschließlich mit loser Verbleiung beschäftigten Bleilötern (32 vH. der Belegschaft) waren:
1. Frei von objektiven Anzeichen der Bleiaufnahme 80 = 64 vH.
2. Verdächtig mit positivem Blut- und Harnbefund 4 = 3 „

Von 213 Bleilötern, die überhaupt, d. h. unter anderem homogene Arbeiten ausführten (55 vH. der Belegschaft) waren:
1. Frei von objektiven Anzeichen der Bleiaufnahme 60 = 28 vH.
2. Verdächtig mit positivem Blut- und Harnbefund 61 = 29 „

Von 175 ausschließlich mit anderen Arbeiten beschäftigten Bleilötern (45 vH. der Belegschaft) waren:
1. Frei von objektiven Anzeichen der Bleiaufnahme 114 = 65 vH.
2. Verdächtig mit positiven Blut- und Harnbefund 7 = 4 „

Es wurden also gefunden die beiden Grenzbefunde:
1. Frei von objektiven Anzeichen der Bleiaufnahme unter Bleilötern, die beschäftigt waren mit
    auschließlich homogener Arbeit . . . . . . bei 18 vH.
    ausschließlich loser Verbleiung . . . . . . „ 64 „
    mit homogener Arbeit überhaupt . . . . . „ 28 „
    ausschließlich mit anderer Arbeit . . . . . „ 65 „

2. Verdacht einer Bleischädigung mit positivem Blut- und Harnbefund unter Bleilötern, die beschäftigt waren
    ausschließlich oder vorwiegend mit homogener Verbleiung . . . . bei 44 vH.
    ausschließlich mit loser Verbleiung . . . „ 3 „
    mit homogener Verbleiung überhaupt . . . „ 29 „
    ausschließlich mit anderer Arbeit . . , . . „ 4 „

Dabei ist zu bemerken, daß die losen Verbleier durchschnittlich ein höheres Lebens- und Berufsalter aufweisen, als die homogenen Verbleier.

Bei den Hilfsarbeitern lassen sich, wie aus der Tabelle hervorgeht, grundsätzlich die nämlichen Unterschiede nachweisen. Sie zeigen sich, abgesehen von den beiden Grenzbefunden — auch in der Häufigkeit —, der berücksichtigten und in der Tabelle ausgewiesenen Symptome mehr oder weniger deutlich. Aus diesen Übersichten geht einwandfrei hervor, daß die Bleigefährdung der Bleilöter bei weitem am größten bei der Ausführung homogener Verbleiung, und daß sie überhaupt nur bei diesen Arbeiten erheblich ist.

Was die übrigen Arbeiten anlangt, so ist nach der Tabelle die Bleigefährdung bei der losen Verbleiung offenbar verhältnismäßig gering. Wenn aus den zum Teil auf ein kleines Untersuchungsmaterial sich stützenden Zahlen Schlußfolgerungen erlaubt sind, ist sie, abgesehen von der homogenen Verbleiung, verhältnismäßig am größten — mit 53 vH. negativen und 13 vH. positiven Befunden bei den Bleilötern — beim Abschmelzen und Verzinnen, und am geringsten — mit 88 vH. bzw. 0 vH. — bei der Kaltbearbeitung und dem Transport von Blei. Die Gießer und Schmelzer scheinen etwa den ausschließlich losen Verbleiern gleich oder etwas günstiger gestellt zu sein. Dabei ist noch zu beachten, daß sich die Beschäftigung aller dieser Gruppen vorwiegend in den Werkstätten der homogenen Verbleier abspielt, wodurch alle hier Beschäftigten von den Gefahren der homogenen Verbleiung in Mitleidenschaft gezogen werden können.

Die Beziehungen dieser Unterschiede in der Bleigefährdung zu der Eigenart der Arbeit und die daraus zu ziehenden gewerbehygienischen Schlußfolgerungen hinsichtlich der Quelle und Wege der Bleiaufnahme und Bleigefährdung werden später bei der zusammenfassenden Besprechung der Ergebnisse im dritten Abschnitt zu erörtern sein.

Was die Art der im Vorangehenden besprochenen und zahlenmäßig ausgewiesenen Bleiwirkungen und Bleischädigungen (Fälle von bestätigtem Verdacht) anlangt, so handelt es sich in der überwiegend großen Mehrzahl der Fälle um leichte und leichteste Formen der Beiwirkung, bei der die Bleianämie im Vordergrund steht.

Anzeichen einer wesentlichen Beeinträchtigung des Gesundheitszustandes fanden sich nur ausnahmsweise: Hämoglobinwerte unter 70 vH. (nach Sahli) fanden sich in 21 Fällen, das sind 29 vH. der Verdächtigen mit positivem Befund und 4 vH. aller Untersuchten, die länger als 6 Monate beschäftigt waren. Bleikolorit fand sich in 25 Fällen (34 vH. der Verdächtigen und 4,5 vH. aller Untersuchten). (Dabei ist zu berücksichtigen, daß beide Anzeichen der Bleischädigung meist bei denselben Arbeiten angetroffen wurden, die Prozentzahlen also ineinandergreifen und nicht zu summieren sind.) Es ist bemerkenswert, daß es sich in diesen Fällen mit wenigen Ausnahmen um Arbeiter handelte, die mit homogener Verbleiung beschäftigt waren. Bei einem Teil der im Vorangehenden als unter Bleiwirkung stehend ausgewiesenen Fälle bestanden auch subjektive Beschwerden, doch waren diesbezügliche Angaben bei ihnen nicht wesentlich häufiger als bei den übrigen Untersuchten, so daß also der Zusammenhang mit der Bleiarbeit oft zweifelhaft blieb. Auch wo auf Grund des übrigen Befunds die Annahme einer Bleischädigung nahe lag, handelte es sich in der Mehrzahl der Fälle um uncharakteristische Beschwerden: Allgemeine Mattigkeit und verminderte körperliche Frische und Leistungsfähigkeit, Kopfschmerzen, Appetitmangel. Typische Magen- und Darmbeschwerden wurden selten geklagt. Verstopfung wurde im ganzen nur 26 mal (= 5 vH. der Untersuchten) angegeben, davon 13 mal (= 18 vH.) in den als Bleischädigung ausgewiesenen, 13 mal (= 3 vH.) unter den übrigen Fällen, Magenbeschwerden und Leibschmerzen im ganzen bei 16,3 vH. der Untersuchten, wovon etwa die Hälfte auf objektiv unter Bleiwirkung stehende entfällt.

Im Ganzen kann nach dem klinischen Gesamteindruck von den als bleigeschädigt Ausgewiesenen nur ein gewisser sehr kleiner Anteil als leicht bleikrank bezeichnet werden. Bemerkenswert ist, daß von den Untersuchten und als bleigeschädigt festgestellten nur zwei Leute mit ausgesprochenem Kolorit und positivem Blut- und Hämatoporphyrinbefund zu Beginn der Untersuchung arbeitsunfähig erkrankt, wegen Leibschmerzen bzw. Kopfschmerzen und Schwindel in ärztlicher

Behandlung standen, und daß ein anderer mit dem nämlichen Befund bald nach der Untersuchung mit angeblich typischer Kolik in ärztliche Behandlung trat. Es handelte sich in allen drei Fällen um Homogenverbleier. Über bei den untersuchten Arbeitern früher vorgekommene Bleierkrankungen konnte nach deren eignen Angaben festgestellt werden, daß von 551 länger als 6 Monate beschäftigten Bleilötern und Hilfsbleilötern in früheren Jahren 24 Bleikolik durchgemacht, und 30 andere wegen ernsterer mehr oder weniger typischer Beschwerden von seiten der Verdauungsorgane in Behandlung gestanden hatten. Diese Zahlen, die auf eigener Angabe beruhen, sind allerdings nur mit Vorbehalt zu bewerten.

Unter den bei den Untersuchungen festgestellten Einzelsymptomen beanspruchen Beachtung die Ergebnisse der Blutdruckmessungen, weil der Befund einer Blutdrucksteigerung Ausdruck einer Bleiwirkung auf das Gefäßsystem, und — auch ohne andere Symptome — einer Gefäß- oder Nierenerkrankung sein kann. In den vorangehenden Zusammenstellungen über die Zahl der Fälle mit Anzeichen einer Bleischädigung sind die positiven Blutdruckbefunde nicht berücksichtigt, vielmehr war für die Aufnahme in die Rubrik „Verdächtig einer Bleischädigung" ausschließlich das Vorhandensein anderweitiger Symptome maßgebend; es finden sich daher in ihr nur solche Fälle von Blutdrucksteigerung, in welchen gleichzeitig derartige Erscheinungen vorhanden waren. Das war der Fall bei 13 vH. der beobachteten Blutdrucksteigerungen; es waren 87 vH. der Fälle mit Blutdrucksteigerung frei von anderweitigen Anzeichen einer Bleischädigung und umgekehrt wurde bei 80 vH. der letzteren der Blutdruck normal gefunden. Hinsichtlich der Häufigkeit der Blutdrucksteigerung bei verschiedener Art der Beschäftigung ergab sich folgendes:

Blutdrucksteigerung fand sich (unter Berücksichtigung auch der Bleilöter) bei

19 vH. der ausschließlich oder vorwiegend homogenen Verbleier,
12 vH. der ausschließlich losen Verbleier,
17 vH. der Homogenarbeiter überhaupt,
13 vH. aller übrigen „Bleilöter".

Dieses Verhalten scheint zunächst für die Auffassung zu sprechen, daß die Blutdruckmessung für die Erkennung der Bleivergiftung von untergeordneter Bedeutung sei. Demgegenüber ist aber zu bemerken, daß die Zahl und Häufigkeit der Blutdrucksteigerung unter der Gesamtheit der untersuchten Arbeiter (einschließlich Hilfsarbeiter) mit 13 vH. im ganzen und mit 15 vH. unter den Bleilötern (bzw. 9 vH. unter den Hilfsarbeitern) zumal für die in Betracht kommenden vorwiegend jüngeren Altersstufen angehörende Arbeiterschaft sicher erheblich übernormal ist. Schon die Durchschnittszahl von 13 vH. dürfte in der Norm kaum in den höchsten Altersstufen erreicht werden. Zum Vergleich sei hier auch auf die entsprechenden, weiter unten wiedergegebenen Ergebnisse in anderen Betrieben mit sehr geringer Bleigefahr verwiesen. Dort wurden unter einer Arbeiterschaft mit wesentlich höherem durchschnittlichem Lebens- und Berufsalter bei 135 Messungen nur 6 Fälle von Blutdrucksteigerungen (4 vH.) gefunden.

Diese Zahlen sprechen dafür, daß ein Teil der bei den Bleilötern beobachteten Blutdrucksteigerungen als auf Bleiwirkung beruhend angesehen werden muß. Man wird die Erklärung dafür, daß diese Bleiwirkung in einem gewissen Maße unabhängig von dem Vorhandensein anderer Formen der Bleischädigung und auch, wie oben gezeigt wurde, von dem Grad der Bleigefährdung auftritt, darin suchen müssen, daß bei ihrem Zustandekommen außer der Bleiwirkung ein individueller Faktor — vermutlich die konstitutionelle Veranlagung zu genuiner Hypertonie — als notwendige Bedingung mitwirkt. Zur näheren Beurteilung der ursächlichen Beziehung zur Bleiwirkung ist es aber erforderlich, die Häufigkeit der Blutdrucksteigerung im Zusammenhang mit der Altersgruppierung zu betrachten. Darüber gibt die Tabelle 2 Auskunft, in welcher alle Bleilötereiarbeiter — auch die weniger als 6 Monate beschäftigten — mit Ausnahme derjenigen des Betriebes E berücksichtigt sind.

Tabelle 2. **Blutdrucksteigerungen bei allen Bleilötereiarbeitern mit Ausnahme derjenigen im Betrieb E.**

Altersgruppe	Gesamtzahl	bis 149	150 bis 159	über 160	Summe der Fälle	vH. der Untersuchten	Eiweiß im Harn	Bei vH. der Fälle	Formelemente im Harn	Bei vH. der Fälle
bis 20 Jahre	261	10	8	4	22	8,5	1	5	1	5
21—30 „	181	9	12	4	25	13,8	2	8	1	4
31—40 „	73	2	5	3	10	13,7	1	10	1	10
41—50 „	48	—	7	7	14	29,2	3	21,5	3	21,5
über 50 „	13	—	2	5	7	53,8	3	23,0	3	23
Summe	576	21	34	23	78	11,9				
Eiweiß im Harn	—	2	1	7	—	—	10	—	—	—
Dgl. bei vH. der Fälle . . .	—	—	3	30	—	—	—	12,8	—	—
Formelemente im Harn . . .	—	1	1	7	—	—	—	—	9	—
Dgl. bei vH. der Fälle	—	5	3	30	—	—	—	—	—	11,5

Blutdrucksteigerung über 145 mm fand sich nach Tabelle 2 unter den Bleilötereiarbeitern der Altersstufen:

unter 20 Jahren bei . . . .   8,5 vH.
21—30 „   „   . . . . 13,8 vH.
31—30 „   „   . . . . 13,7 vH.
41—50 „   „   . . . . 29,2 vH.
über 50 „   „   . . . . 54,8 vH.
bei allen in 11,9 vH.

Hinsichtlich der Beziehungen zwischen Berufsalter und Häufigkeit der Blutdrucksteigerung zeigt sich ein starkes Anwachsen der letzteren erst oberhalb einer Beschäftigungsdauer von 10 Jahren. Es betrug nämlich die Zahl der gefundenen Blutdrucksteigerungen bei Arbeitern mit einem Berufsalter von

bis zu 2 Jahren . . . 6,6 vH.
2—5 „ . . . 7,5 vH.
6—10 „ . . . 7,7 vH.
über 10 „ . . . 26,5 vH.

Die Häufigkeit der Blutdrucksteigerung ist durchgehends, d. h. in allen Altersstufen, übernormal, um schätzungsweise ²/₃ der Befunde, die mit einer gewissen Wahrscheinlichkeit der Bleieinwirkung in Verbindung mit konstitutioneller Veranlagung zur Last gelegt werden können. Bemerkenswert ist ferner die Höhe der Blutdruckwerte und ihre Verteilung auf die verschiedenen Altersstufen. In der Altersstufe von 41—50 Jahren zeigte rund ein Viertel bis ein Drittel aller Untersuchten, in derjenigen über 50 Jahre die Hälfte Blutdrucksteigerungen über 150 mm, und 40 vH. in der letzten Altersgruppe sogar über 160 mm (bis über 200 mm).

Was nun die gesundheitliche Bedeutung dieser Blutdruckbefunde anlangt, so erhebt sich zunächst die Frage, welche Beziehungen zwischen diesen Blutdrucksteigerungen — nach dem Vorangehenden sicher größtenteils bleiischen Ursprungs — „und der Bleiniere" sowie der „Bleiarteriosklerose" bestehen. Daß ein ganz erheblicher Teil der Blutdrucksteigerungen mit dieser nichts zu tun hat, vielleicht vorübergehender Natur ist, als unmittelbarer Ausdruck der Gefäßwirkung des Bleies, darf namentlich für die Fälle mäßiger Blutdrucksteigerung bei jüngeren Leuten angenommen werden. Von diesem Gesichtspunkt ausgehend, ist in allen Fällen von Blutdrucksteigerung — von wenigen Ausnahmen abgesehen — der Urin auf Eiweiß und Formelemente geprüft worden.

Dabei wurde Eiweiß bei 10 Fällen = 13 vH., Eiweiß und Formelemente (regelmäßig rote und weiße Blutkörperchen, in einem Teil der Fälle auch Zylinder) bei 9 Fällen = 11,5 aller Fälle von Blutdrucksteigerung gefunden. Positiven Eiweiß- und Sedimentbefund hatten von Blutdrucksteigerungen bis 150 mm 5 vH,, von denen zwischen 150 und 160 mm 3 vH., und von denen über 160 mm 30 vH. der Fälle. — Mit einer Ausnahme trafen also diese positiven Urinbefunde mit Blutdrucksteigerungen über 150 mm zusammen, und zwar hatten von diesen Fällen von Blutdrucksteigerung positiven Urinbefund solche in der Altersgruppe

21—30 Jahre   4 vH. (Eiweiß pos. 8 vH.)
31—40   „   10 vH.
41—50   „   21,5 vH.
über 50 „   23 vH.

Es waren also von den 13 Fällen von Blutdrucksteigerung bei Leuten im Alter von mehr als 50 Jahren 10 Fälle ohne Harnbefund, dem Bilde der gutartigen Hypertonie entsprechend, und in dieser

Hinsicht das Verhalten nicht anders als in der Altersgruppe zwischen 42 und 50 Jahren. Fälle von maligner Schrumpfniere wurden überhaupt nicht festgestellt.

Immerhin ist aus diesen Zusammenstellungen zu ersehen, daß
1. mit dem Lebensalter,
2. mit der Höhe der Blutsteigerung die positiven Urinbefunde häufiger werden, die beobachteten Blutdrucksteigerungen also häufiger mit Erscheinungen einer Nierenbeteiligung unter dem Bilde der gutartigen Hypertonie einhergehen, und daß dieser Befund in den höheren Lebens- und Berufsaltersgruppen doch so häufig ist, daß für einen Teil der Fälle an einen Zusammenhang mit der Bleiarbeit gedacht werden kann.

Über die Krankheitsverhältnisse unter den Bleilötern hat sich folgendes feststellen lassen:

Zur Zeit der Untersuchung waren arbeitsunfähig erkrankt abwesend von insgesamt 614 Arbeitern 33 = 5,2 vH., abgesehen von den oben erwähnten 3 Leuten, die im Verlaufe der Untersuchung die Arbeit wieder aufnahmen. Außer diesen 3 Leuten litten unter den 33 Erkrankten 2 an möglicherweise bleiischen Erkrankungen. Bei einem dieser Erkrankten lautete die kassenärztliche Diagnose auf „Bleivergiftung". Über die Erkrankungsverhältnisse im Jahre 1920 konnten von den Betriebskrankenkassen von 2 Fabriken die folgenden Angaben erhalten werden. Auf die mittlere Gesamtbelegschaft der Bleilötereibetriebe berechnet

betrug im Jahre 1920:	auf 100 Vollarbeiter
1. Die Zahl der erkrankten Bleibetriebsarbeiter	31,6
2. Die Zahl der Erkrankungsfälle	42,0
3. Die Zahl der Krankheitstage	702,6.

Über die Zahl der mit Arbeitsunfähigkeit verbundenen, mehr oder weniger typischen Bleierkrankungen sind einige Unterlagen für die Jahre 1919 und 1920 vorhanden; sie sind aber bei der Unsicherheit der Diagnosen, die zum großen Teil von auswärtigen Kassenärzten stammen, nur unter Vorbehalt zu verwerten.

Es ließ sich danach auf 100 Vollarbeiter die Morbidität an

Blutarmut	auf 0,9
Bleischädigung	0,6
Bleikolik	0,9 [1]
Verstopfung und Leibschmerzen	1,5 [2]

berechnen.

Im ganzen kann auf Grund der gemachten Feststellungen hinsichtlich der Bleierkrankungen gesagt werden, daß ernstere mit Arbeitsunfähigkeit verbundene typische Bleierkrankungen nur selten unter den Bleilötern vorkommen. Insbesondere ist die durch stärkere dauernde Bleiaufnahme hervorgerufene Bleilähmung bei ihnen anscheinend über-

---

[1] Nach langjährigen eigenen Erfahrungen des Verfassers dürfte diese Ziffer wohl zu hoch sein.

[2] Hier ist der Zusammenhang mit der Bleiarbeit naturgemäß zweifelhaft.

haupt noch nicht beobachtet worden, auch ausgesprochene Kolik, die typische Wirkung rascher Bleiaufnahme, kommt selten bei ihnen vor; nach den eigenen Erfahrungen des Verfassers seltener, als nach den eben wiedergegebenen, auf kassenärztlichen Diagnosen beruhenden Angaben der Krankenkassen anzunehmen wäre. Die typische Gesundheitsschädigung durch Blei ist bei dem Bleilöter vielmehr die leichte chronische Schädigung der Blutbildung durch langsame Bleiaufnahme, also die leichte Bleianämie, die verhältnismäßig selten zu einer Beeinträchtigung der Arbeitsfähigkeit führt und, da sie sich sehr allmählich entwickelt, durch ärztliche Überwachung, aber auch schon durch die Gelegenheit zur Beratung durch einen sachverständigen Arzt rechtzeitig erkannt und durch zeitweiligen Ausschluß von der Bleilöterarbeit bekämpft werden kann. Auch Magen- und Darmbeschwerden leichterer Art scheinen bei den Bleilötern etwas häufiger vorzukommen als sonst und z. T. mit der Bleiarbeit in Beziehung zu stehen. Sie führen aber selten zur Arbeitsunfähigkeit. Meist handelt es sich um Hyperaziditäts- und ähnliche Beschwerden mit oder ohne (spastische) Stuhlverstopfung, also vagotonische Symptomenkomplexe, bei denen oft auch eine individuelle Disposition in dieser Richtung im Spiele sein dürfte. Beachtung verdienen nach dem Voranstehenden wohl auch die Fälle von Blutdrucksteigerung, die vielleicht im höheren Lebensalter bisweilen gesundheitliche Bedeutung erlangen können. Sie sind nach den gemachten Beobachtungen wenigstens z. T. als eine Bleiwirkung aufzufassen, die unter langdauernder bescheidener Bleiaufnahme, aber nur unter der Voraussetzung einer konstitutionellen Veranlagung zur genuinen Hypertonie sich entwickeln kann. Fälle von klassischer „Bleiniere" wurden nicht festgestellt.

II. Bleigießerei- und Bleigußputzereibetriebe.

1. Gitterplattenherstellungsbetrieb (Gießerei und Putzerei einer Akkumulatorenfabrik).

Es werden Gitterplatten für Akkumulatoren mittels maschinellem Guß aus Hartblei mit einem Antimongehalt von 6—10 vH. hergestellt; die zarten Gußformen erfordern eine verhältnismäßig hohe Temperatur des Schmelzgutes, das von 700 bis 750 Grad — schwacher Rotglut — vergossen und vorrätig gehalten wird. Hierdurch ist die Möglichkeit der Entwicklung von Bleidämpfen etwas größer als bei gewöhnlichem Bleiguß. Alle Schmelzkessel sind gedeckt und mit Abzügen versehen.

Die Nachbearbeitung (Plattenzurichterei) besteht in dem Abschneiden, Abhobeln und Abschaben des Gußgrates und — bei einigen Plattenarten — dem maschinellen Aufpressen perforierter Weichbleilamellen.

In der Gießerei waren zur Zeit der Untersuchung 43 Arbeiter, als Gußputzer und an den Perforier- und Aufwalzmaschinen (Kaltbearbeitung) 16 Arbeiter beschäftigt, zusammen also 59 Arbeiter, die untersucht wurden.

Außerdem wurden 3 Bleilöter, die das Zusammenlöten der Plattenfahnen an zusammengebauten Zellen besorgen, und 2 Schmelzer an den Reduzieröfen (Einschmelzen massehaltigen Plattenaltmaterials) untersucht, im ganzen also 65 Arbeiter.

Die Altersgruppierung der Arbeiterschaft ist eine mittlere, das Berufsalter im allgemeinen niedrig. (Nur bei 12 Arbeitern über 3 Jahre.)

Altersgruppe:	Zahl der Arbeiter:
bis zu 20 Jahren	7
21—30 Jahre	26
31—40 „	17
41—50 „	9
über 50 „	6
Summe:	65

Das Ergebnis der Untersuchung ist folgendes:

Der Grenzbefund „frei von objektiven Anzeichen der Bleiaufnahme" wurde festgestellt:

bei 43 Gießern . . . . in 29 Fällen = 68 vH.
„ 17 Putzern usw. . . „ 14 „ 82 vH.
bei 60 Plattenherstellern in 43 Fällen = 72 vH.

(Die übrigen 28 vH. zeigten ausschließlich Bleisaum — 25 vH. — oder Blutdrucksteigerung — 3 vH.).

Der Grenzbefund „Verdächtig mit positivem Blut- und Hämatoporphyrinbefund" wurde in keinem Fall festgestellt.

Es wurde aber bei einigen Leuten mit Bleisaum und blasser Hautfarbe — typische und auffallende Blässe lag bei keinem der Untersuchten vor — das Blut mikroskopisch mit negativem Ergebnis untersucht.

Blutdrucksteigerung wurde — von einer offenbar nephritischen Hypertonie abgesehen — bei nur 2 Arbeitern (= 3 vH.) im Alter von 44 (168 mm) und 51 Jahren (155 mm) festgestellt. Auch in dieser Hinsicht sind also die Verhältnisse ganz wesentlich günstiger als in den Bleilötereibetrieben.

Subjektive Beschwerden wurden in keinem Fall angegeben. 2 Arbeiter (Gießer) gaben an, in früheren Jahren einmal an Magenbeschwerden gelitten zu haben, einer war vor 3 Jahren (vor Eintritt in die Fabrik und die Beschäftigung mit Blei) wegen Nierenentzündung mit hohem Blutdruck —196 mm und Wassersucht in ärztlicher Behandlung.

Über Bleierkrankungen im Jahre 1920 wurden von der Betriebsleitung folgende Angaben gemacht. Es wurde Bleierkrankung von behandelnden Ärzten angenommen bei Arbeitern der

	mittlere Belegschaft	Zahl der Fälle
Plattenschmiererei	60	18
Satzgießerei (Vergießen der geschmierten und formierten Platten)	60	12
Plattengießerei und Putzerei . . .	75	7

Die in einem Teil der Fälle auf Veranlassung der Betriebsleitung vorgenommene Blutuntersuchung soll meist negativ ausgefallen sein.

Die Richtigkeit der Diagnosen muß nach dem Ergebnis der Untersuchung für die Arbeiter der Plattengießerei angezweifelt werden.

Bemerkenswert ist an dem Gesamtergebnis die etwas stärkere Belastung der Gießer gegenüber den Plattenputzern, die durchweg vollständig negativen Befund boten.

2. Betrieb für Bleispritzguß.

Mittels Bleispritzguß werden Bleifassungen an Zählergehäusen hergestellt. Die Schmelzgefäße stehen unter vollständig geschlossenem Abzug. Die Kaltbearbeitung des Gusses besteht im Abschaben des Gußgrates.

Bei den beschäftigten 4 Arbeitern wurden keinerlei Anzeichen einer Bleiaufnahme und Bleischädigung festgestellt.

III. Kabelwerke, Bleiröhrenpressereien und Bleiwalzwerke.

Es wurden 9 Betriebe dieser Art besucht, in welchen im ganzen 89 an den Bleipressen beschäftigte Arbeiter näher untersucht wurden.

Die Arbeitsweise in allen diesen Betrieben zeigt weitgehende Übereinstimmung. Das bis nahe an die Schmelztemperatur erhitzte Weichblei wird innerhalb der Bleipressen durch hydraulischen Druck um das den Pressestiefel passierende Kabel oder in den Röhrenpressereien um einen Dorn herumgepreßt. Das erstarrte Blei umgibt alsdann das Kabel als Mantel oder tritt als Röhre zutage. Das Weiterleiten und Aufwickeln geschieht meist mit durch Wollappen geschützten Händen. In den Kabelpressereien befindet sich der Schmelzkessel meist oberhalb des Pressestiefels, der durch Abstich unmittelbar mit dem geschmolzenen Blei beschickt wird. Nur in einem Betrieb werden Blöcke gegossen und nach Abdrehen des Gußkopfes in den Pressestiefel gebracht und dort erhitzt. In einer Röhrenpresserei wird Blei in gesondertem Schmelzkessel geschmolzen vorrätig gehalten, und der Pressestiefel aus diesem mittes Löffel beschickt.

Die Untersuchungsergebnisse können für alle Betriebe bei der Gleichartigkeit der Betriebsverhältnisse summarisch betrachtet werden.

Von 89 Arbeitern wurden 83 (= 93 vH.) als frei von objektiven Anzeichen einer Bleiaufnahme und Bleischädigung gefunden. Die übrigen 6 (= 7 vH.) zeigten ausschließlich Bleisaum, davon 5 nur spurweise.

Bei 3 Arbeitern wurde — ohne daß ein positiver Verdacht auf Bleischädigung vorlag — eine mikroskopische Blutuntersuchung mit negativem Ergebnis vorgenommen.

Bei 45 Arbeitern mittleren Alters wurde der Blutdruck gemessen und bei keinem eine Erhöhung gefunden mit Ausnahme eines einzigen, bei welchem die Blutdruckerhöhung bereits vor der Bleiarbeit ärztlich festgestellt war.

7 Arbeiter (= 9 vH.) machten Angaben über bestehende Magenbeschwerden.

2 Arbeiter hatten ihrer Angabe nach früher einmal (der eine vor 22 Jahren) an „Bleivergiftung", einer an „Kolik" gelitten.

IV. Betrieb für klempnermäßige Verarbeitung verbleiter Bleche.

Das Gesamtergebnis läßt sich dahin zusammenfassen, daß Bleischädigungen nur sehr selten in Betrieben dieser Art vorkommen dürften.

Es werden schadhafte, durchgerostete Teile von Gasmessergehäusen, die, soweit sie seit dem Jahre 1916 hergestellt oder repariert sind, ganz oder zum Teil aus verbleitem Eisenblech bestehen, durch Auflöten entfernt und durch neue ersetzt. Die Reinigung der Lötflächen von Rost und Lackresten geschieht mittels Stahldrahtbürsten. Hierbei und bei dem Beklopfen der gereinigten Teile beim Zusammensetzen entsteht augenscheinlich bleihaltiger Staub. Die Lötarbeit wird klempnermäßig mittels Lötkolben ausgeführt.

Es wurden 70 der hierbei beschäftigten Arbeiter untersucht.

Es wurden festgestellt die Grenzbefunde:

1. Frei von objektiven Anzeichen einer Bleiaufnahme
   bei 47 Arbeitern . . . 64 vH.

2. Verdächtig auf Bleischädigung mit positivem Blutbefund
   bei 2 Arbeitern . . . . 3 vH.

Bei 18 weiteren Verdächtigen war der Blutbefund negativ.

Hämoglobinwerte unter 90 vH. nach Talquist zeigten 3 der Untersuchten (= 4 vH.), Bleikolorit 2 (= 3 vH.).

Blutdrucksteigerung wurde bei 4 Arbeitern (= 6 vH.) gefunden; unter Ausscheidung eines Falles (vgl. unten) bei 3 Arbeitern (= 4 vH.).

Die Verteilung der Fälle auf die verschiedenen Altersstufen zeigt die folgende Zusammenstellung:

Altersgruppe	Zahl der Arbeiter	Blutdrucksteigerungen		
		bis 150 mm	bis 160 mm	über 160 mm
bis 30 Jahre . .	5	0	0	0
31—40 „ . .	22	0	0	1
41—50 „ . .	35	1	2	0
über 50 „ . .	8	0	0	0

Von diesen Fällen dürfte einer — über 160 — auszuscheiden sein, bei welchem eine „Herzkrankheit" mit Bleidrucksteigerung schon in jungen Jahren während des Heeresdienstes festgestellt wurde.

Auffallend häufig wurden Magenbeschwerden angegeben in 20 Fällen (= 29 vH. der Untersuchten), dabei in 6 Fällen (= 9 vH.) Verstopfung.

Angaben über frühere Bleierkrankungen wurden von 2 Arbeitern gemacht: einmal über „Bleivergiftung" mit kolikartigen Schmerzen und einmal über Leibschmerzen mit Verstopfung.

Nach Angabe der Betriebsleitung sollen erst seit 1916 mit dem Beginn der Verwendung verbleiter Bleche eine Reihe von Erkrankungen vorgekommen sein, die auf Bleivergiftung zurückgeführt wurden.

Über die Erkrankungsverhältnisse in dem Gesamtbetrieb im Jahre 1920 konnten folgende Angaben erhalten werden:

	Zahl der Vollarbeiter: 120.	Auf 100 Vollarbeiter
Zahl der Erkrankten	41	34,2
Erkrankungsfälle	53	44,2
Krankheitstage	1269	1058

V. Stanniol- und Flaschenkapselfabriken.

Es wurden je ein Betrieb zur Herstellung von Stanniol, bzw. von Flaschenkapseln besichtigt, und in letzterem Betrieb die Flaschenkapselpoliererinnen genauer ärztlich untersucht. Die Gefährdung durch Blei beschränkt sich bei dem Arbeitsvorgang der Stanniolerzeugung — von wenigen Arbeitern abgesehen, die mit dem Gießen der Walzblöcke beschäftigt sind — ausschließlich auf die Beschmutzung der Hände beim Anfassen der Walzstücke aus Bleilegierungen sowie beim Aufblättern, Sortieren und Verpacken der fertigen Stanniole, die teilweise aus hochprozentigen Bleilegierungen bestehen, und zum Teil mit einem sehr dünnen Zinnüberzug versehen sind.

Die Arbeiterschaft der besichtigten Stanniolfabrik 150, etwa zur Hälfte weibliche, Arbeiter — machte bei der Besichtigung durchweg den Eindruck voller Gesundheit. Anzeichen einer Bleischädigung wurden in keinem Fall bemerkt.

Nach Angaben der Fabrikleitung, die von den befragten Mitgliedern des Betriebsrates bestätigt wurden, ist dieser über Bleierkrankungen bei der Arbeiterschaft seither nichts bekannt geworden.

In der untersuchten Flaschenkapselfabrik werden in der nämlichen Weise wie bei der Stanniolherstellung Blöcke aus einer etwa 90 proz. Bleizinnlegierung unter Zulage reiner Zinnfolie zu Stanniol ausgewalzt, das demnach stets mit einem dünnen Zinnüberzug versehen ist und durch Stanzen und Pressen zu Flaschenkapseln — vorwiegend für Wein-, Sekt- und Branntweinflaschen — verarbeitet wird. Diese Flaschenkapseln werden vor der Anbringung eines Farblacküberzuges flüchtig poliert, wobei im allgemeinen, um den nötigen Glanz zu erzielen, der Zinnüberzug nicht bis zur Bloßlegung der Bleischicht angegriffen werden soll. Daß diese Bedingung tatsächlich nicht erfüllt ist, zeigten die vorgenommenen Untersuchungen von Staubproben aus dem Polierraum, sowie der Poliertücher auf ihren Blei- und Zinngehalt. In einer Staubprobe, entnommen von einem Sims, unterhalb der Decke des recht niedrigen Raumes — in 2,5 m Höhe —, fanden sich 19,9 vH. Blei und 10,7 vH. Zinn. (Der abgeschlossene Raum befindet sich im zweiten Stockwerk, vollkommen abgelegen von dem im Erdgeschoß untergebrachten Stanniol- und Flaschenkapselherstellungsraum.) In einem erst $2^{1}/_{2}$ Stunden gebrauchten Poliertuch fanden sich 0,026 g Blei und 0,108 g Zinn, in einem 5 Tage lang benutzten Poliertuch 0,515 g Blei und 1,328 g Zinn. Die Hände der Arbeiterinnen sind sehr stark mit diesem Staub beschmutzt, auch im Gesicht war bei allen Ablagerung dieses Staubes auf der Haut und den feinen Härchen derselben, auf den Wangen, Ohren und in der Umgebung der Nasen- und Mundöffnung zu erkennen.

Es konnten aus äußeren Gründen nur die 11 Arbeiterinnen des Kapselpolierraumes näher untersucht werden, die zum Teil erst seit kurzer Zeit als Poliererinnen beschäftigt waren, nämlich:

    1 Arbeiterin   seit 3 Wochen
    3 Arbeiterinnen „ $^{1}/_{2}$ Jahr

3 Arbeiterinnen seit ³/₄ Jahr
1 Arbeiterin   „   1   „
3 Arbeitrinnen   „   2 Jahren (davon war eine
früher schon während 8 Jahren in derselben Weise beschäftigt).

Bleisaum wurde nur bei der letztgenannten Arbeiterin festgestellt, die außerdem Polychromasie und basophile Körnelung im Blute aufwies. (Sie hatte 8 Wochen vorher nach 4 normalen Schwangerschaften eine Fehlgeburt gehabt.) Bei 4 anderen Arbeiterinnen, die länger als ¹/₂ Jahr beschäftigt waren und recht blasse Hautfarbe zeigten, wurde keine Veränderung des Blutbildes gefunden. Auch im übrigen wies außer der erstgenannten keine der Arbeiterinnen Anzeichen einer Bleischädigung auf. Eine Arbeiterin, die im 7. Monat schwanger war, klagte über entsprechende Beschwerden. Von den übrigen wurden keinerlei Beschwerden vorgebracht. Außer der obengenannten hatte eine zweite Arbeiterin vor 2 Wochen eine Fehlgeburt durchgemacht. Sie war aber erst seit 3 Wochen im Betrieb beschäftigt und hatte bereits ein Jahr vorher ein totes Kind zur Welt gebracht.

Nach Angabe der Betriebsleitung sind unter der Arbeiterschaft des ganzen Betriebes — 36 männliche und 176 weibliche Arbeiter — Bleierkrankungen seither nicht vorgekommen. Unter den Arbeiterinnen der Flaschenkapselpoliererei findet allerdings ein sehr häufiger Wechsel statt, so daß nur wenige längere Zeit dort beschäftigt sind. Uneheliche Geburten sollen unter ihnen sehr häufig sein.

Die Zahl der in diesem Betrieb untersuchten Arbeiterinnen ist zu klein, um auf Grund des Ergebnisses ein Urteil über den gesundheitlichen Einfluß ihrer Arbeit abzugeben. Nur mit Vorbehalt kann gesagt werden, daß dieser ungünstiger erschien als in anderen Betrieben zur Kaltbearbeitung von metallischem Blei. Außerdem weisen die vorgenommenen Staubuntersuchungen auf eine erheblichere Gefährdung hin, in Übereinstimmung mit Erfahrungen, die hinsichtlich der Bleierkrankungshäufigkeit, namentlich in Österreich und England in Betrieben der gleichen Art gemacht sind.

III. Vergleichende Betrachtung der Ergebnisse in den verschiedenen Betriebsarten nach gewerbehygienischen Gesichtspunkten.

In der Übersichtstabelle (3) sind die Gesamtergebnisse hinsichtlich der wichtigsten Befunde für die einzelnen Betriebsarten vergleichend gegenübergestellt (Tabelle 3). Es zeigt sich dabei, daß die Bleigefährdung (beurteilt nach der Häufigkeit der positiven und negativen Grenzbefunde) am größten in den Bleilötereibetrieben war. 45 vH. ganz negative Befunde stehen bei der Gesamtzahl der untersuchten Bleilöter 17 vH. mit Anzeichen einer Bleischädigung gegenüber. Daß die Bleigefährdung sich innerhalb der Bleilötereibetriebe hauptsächlich auf die Homogenverbleiung beschränkt, ist bei der Besprechung der Ergebnisse im zweiten Teil näher nachgewiesen.

Was die übrigen Betriebe zur Verarbeitung von metallischem Blei anlangt, so geht aus der Gegenüberstellung deutlich hervor, daß in ihnen die Bleigefährdung sehr gering ist. Sie ist besonders geringfügig in denjenigen Betrieben, in welchen Blei durch Guß oder durch Pressen und Walzen verarbeitet wird, und die hergestellten Erzeugnisse kalt weiterbearbeitet werden (Bleigießerei und Kabelwerke), sie ist aber anscheinend etwas größer da, wo bei der Kaltbearbeitung von Blei und verbleiten Erzeugnissen der Arbeitsvorgang selbst zur Entwicklung von bleihaltigem Staub Veranlassung gibt. Befunde, die auf Bleischädigung hinwiesen, wurden nur in den an zweiter Stelle genannten Betrieben erhoben.

Diese Ergebnisse sind zunächst nur auf Grund der gesundheitlichen Feststellungen an der Arbeiterschaft der verschiedenen Betriebsarten gewonnen. Es bleibt noch übrig, dem Zusammenhang der Bleigefährdung mit der besonderen Art der Arbeit und damit der Frage der Quellen der Bleigefährdung bei der Verarbeitung von metallischem Blei nachzugehen. Das Gesamtergebnis zeigt zunächst, daß die Bleigefährdung, welche etwa durch äußere Beschmutzung, namentlich der Hände und nachträgliche Übertragung in den Verdauungskanal bedingt ist, bei der Entstehung der beobachteten Bleischädigungen nur eine untergeordnete Rolle gespielt haben kann. Denn obwohl diese Möglichkeit der Bleiaufnahme in allen Betrieben in ziemlich gleichem Maß besteht, war eine erheblichere Bleigefährdung offenbar nur da vorhanden, wo mit dem Arbeitsvorgang eine erhebliche Erhitzung der Bleioberfläche und daher die Möglichkeit der Entstehung und Einatmung von Bleidämpfen verbunden war und eine wesentlich geringere, aber immerhin merkliche dort, wo der Arbeitsvorgang selbst zur Entwicklung und Einatmung von bleihaltigem Staub Veranlassung geben konnte. Bei den Bleilötern kann die überwiegende Gefährdung der Homogenverbleier unter keinen Umständen ihre Erklärung finden in der Auffassung, daß die durch Berührung mit dem kalten Bleimaterial oder durch bleihaltigen Staub erfolgende Beschmutzung die Ursache und Quelle der Bleigefährdung bilde. Im Gegensatz zu allen anderen in den Bleilötereien beschäftigten Arbeitern, besonders aber zu den erheblich weniger gefährdeten „losen Verbleiern" hat gerade der Homogenverbleier am allerwenigsten Gelegenheit und Veranlassung, metallisches Bleimaterial anzufassen. Bei der homogenen Innenverbleiung wird vielmehr das Blei meist in geschmolzenem Zustand in Arbeit genommen, auf die zu verbleiende Fläche aufgegossen, und während des ganzen Arbeitsprozesses in diesem Zustand erhalten, die mechanische Nachbearbeitung spielt hier eine ganz untergeordnete Rolle und wird zum Teil von Hilfsarbeitern ausgeführt. Bei der homogenen Außenverbleiung wird meist ein frischgegossener blanker Bleiriemen in der einen Hand gehalten, von welchem das erforderliche Bleimaterial mittels der kleinen Lötflamme abgeschmolzen wird. Der „lose Verbleier" dagegen hat die zu verarbeitenden, häufig mit einer Oxyd- und Karbonatschicht bedeckten starken Bleiplatten zurechtzuschneiden, durch mechanische Bearbeitung (Klopfen usw.) zu formen und in die Gefäße einzustemmen, wobei, abgesehen von einer gewissen Verstaubungsgefahr der Oberflächenschicht, auch zur Beschmutzung der Hände sehr reichlich Gelegenheit gegeben ist. Dagegen nimmt bei ihm die eigentliche Lötarbeit nur einen geringeren Teil der aufgewendeten Arbeitszeit in Anspruch. Die Erhitzung mit der Flamme geschieht rasch und flüchtig gerade eben bis zum Zusammenschmelzen der Bleiränder. Diese Arbeit wird von den Homogenverbleiern nicht nur viel anhaltender, sondern auch — namentlich bei der Innerverbleiung — unter viel stärkerer Erhitzung des Bleimaterials mit großen Gebläseflammen ausgeführt. Das führt zu der unabweislichen Schlußfolgerung, daß die vergleichsweise viel höhere Bleigefährdung der Homogenverbleier im besonderen und der Bleilöter überhaupt mit diesem Arbeitsvorgang der Erhitzung und der damit verbundenen Bleiverdampfung und Einatmung der entstehenden Bleidämpfe — richtiger Bleirauch (Bleioxydnebel) — in Zusammenhang gebracht werden muß. Über die Möglichkeit der Bleiverdampfung liegt bereits eine Reihe von Untersuchungen vor, die meist im Hinblick auf die Bleischmelzerei, besonders in Schriftgießereien, angestellt sind. Auch von seiten des Reichsgesundheitsamts sind derartige Untersuchungen ausgeführt worden. (Vgl. Heise: Der Bleigehalt der Luft oberhalb der Bleischmelzkessel in Schriftgießereien,

Tabelle 3. Übersichtstabelle über die Betriebe, geordnet

Art der Beschäftigung	Gesamtzahl der Untersuchten	Subjektive Beschwerden		Hautfarbe		Bleisaum		Blutdruckerhöhung		Ganz ohne Symptome	
		Magenbeschwerden usw.	sonstige	auffallend blaß	Colorit	vorhanden	stark				
	1	2	3	4	5	6	7	8		9	
		vH.	vH.	vH	vH.	vH.	vH.	vH.		vH.	
I. Bleilöter (ohne Hilfsarbeiter) .	388	72	18	83	21	91	23	24	6	141	36	30	8	59	15	131	33
II. Bleigießerei (Betrieb II 1) .	60	—	—	—	—	—	—	—	—	15	25	1	2	2	3	43	72
III. Kabel- u. Röhrenpresserei u. Bleiwalzbetriebe	89	7	8	—	—	1	1	—	—	6	7	—	—	—	—	78	88
VI. Betriebe mit Bleistaubentwicklung.																	
1. Klempnermäßige Verarbeitung verbleiter Bleche .	70	20	29	3	4	16	23	2	3	15	21	1	1	4	6	40	57
2. Flaschenkapselpoliererei .	11	—	—	—	—	2	20	—	—	1	1	—	—	?	?	9	90

Arbeiten aus dem Reichsgesundheitsamt Bd. 54; O. Roth: Über Bleistaub und Bleidämpfe, Zieglers Beiträge zur pathologischen Anatomie 1905; L. Lewin: Die Bedingungen für die Bildung von Bleidampf in Betrieben, Zeitschr. f. Hyg. u. Infektionskrankh., Bd. 73 (1913; Legge-Goadbye, loc. cit. S. 194.) Ganz ähnliche Untersuchungen sind außerdem von Leymann (mitgeteilt in Leymann: Die Bekämpfung der Bleigefahr in der Industrie, S. 220) ausgeführt worden. Fast alle diese Untersuchungen hatten ein im wesentlichen negatives Ergebnis, solange nicht Schmelztemperaturen von 500—550° überschritten werden. Bei den Untersuchungen von Heise ergab sich bei Schmelztemperaturen unter 500° in sehr geringer Entfernung oberhalb der Bleioberfläche in dem abgeschlossenen Raum über dem Schmelzkessel ein Bleigehalt der abgesaugten Luft von 0,031—0,052 mg pro Kubikmeter.

Bei der Bleilöterarbeit sind aber die Bedingungen für die Bleiverdampfung ganz andere. Denn die Erhitzung des Bleimaterials an der von der Flamme unmittelbar berührten Oberfläche mittels des sehr heißen Wasserstoff- oder Acetylen-Sauerstoffgebläses muß — wenigstens in der unmittelbar getroffenen Oberflächenhaut — zu Temperaturen führen, die der Verdampfungstemperatur des Bleis bei Atmosphärendruck schon recht nahe liegen. Das trifft namentlich für die Homogenarbeit zu, bei der es darauf ankommt, eine etwa 10 mm dicke geschmolzene Bleischicht von der Oberfläche aus örtlich anhaltend so stark zu erhitzen, daß auch die darunter liegende Eisen-

nach Gruppen mit verschiedener Art der Bleigefährdung.

Ohne objektiven Befund		Näher untersucht		Dgl. mit positivem Ergebnis		Hb-Gehalt des Blutes >71 vH.		Polychromasie		Basophile Körnelung		Dgl. stark		Hämatoporphyrien im Harn		Dgl. stark	
10		11		12		13		14		15		16		17		18	
	vH.		vH.		vH.		vH.		vH.		vH.		vH.		vH.		vH.
174	45	111	28	68	17	19	5	63	16	65	17	20	5	74	19	28	7
43	72	[7	16]	—	—	—	—	—	—	—	—	—	—	—	—	—	—
83	93	[4	5]	0	0	—	—	—	—	—	—	—	—	—	—	—	—
47	64	20	30	2	3	[3	4]	2	3	2	3	—	—	?	?	—	—
9	90	2	20	1	10	—	—	—	—	1	10	—	—	?	?	—	—

oberfläche annähernd die Schmelztemperatur des Bleis annimmt, und eine innige Vereinigung beider Metalle eintreten kann. Weniger groß ist die Tiefenwirkung der Erhitzung bei der losen Verbleiung; bei dieser ist es technisches Erfordernis, daß nur das Bleimaterial im Bereich der Flamme gerade eben und für die kurze zur Vereinigung der Ränder erforderliche Zeit bis zum Schmelzen erhitzt wird. Immerhin ist es sehr wahrscheinlich, daß auch hierbei eine sehr dünne Oberflächenhaut nahezu die Temperatur der Gebläseflamme annimmt. Nimmt man mit Greenwood die Dampfspannung des Bleis bei 1525 Grad mit 760 mm Hg an, so ergibt sich nach den Berechnungen in der oben genannten Arbeit von Heise bereits bei 800 Grad ein Bleidampfgehalt der Luftgrenzschicht von 0,43 mg pro Liter Luft. Bei der Bleilöterarbeit werden aber sicher sehr viel höhere Temperaturen erreicht. Dazu kommt, daß durch die Gebläseflamme diese Luftgrenzschicht — und ebenso etwa an der Oberfläche sich bildendes Bleioxyd — ständig weggeblasen und durch die heiße bleifreie Flammenluft erneuert wird. Die Bedingungen für eine erhebliche Bleiverdampfung dürften also namentlich bei der Homogenverbleiung vorhanden sein; daß diese Bleidämpfe nicht als solche, sondern in Form eines äußerst feinen Bleioxydnebels („Bleirauch") eingeatmet werden, ist mit Sicherheit anzunehmen. Untersuchungen in England haben die Entstehung von Bleidämpfen bei der Bleilöterei bestätigt. Dort handelte es sich um Arbeiten, die der losen Verbleiung zuzuzählen sind. Eine gleiche Untersuchung bei homogener Verbleiung wurde in einem der besichtigten Betriebe und zwar in einer Werkstätte für Homogenverbleiungen ausgeführt. Diese wurde gewählt, weil ein Teil der dort beschäftigten Homogenverbleier ausgesprochene Bleischädigungen aufwies, trotzdem diese Werkstätte die neueste und besteingerichtete von allen besichtigten Werkstätten war. Dabei ist zu berücksichtigen, daß die dort ausgeführte besondere Art der homogenen Außenverbleiung von Druckröhren, verglichen mit den meisten anderen Arbeiten dieser Art — insbesondere der homogenen Innenverbleiung —, als relativ harmlos anzusehen ist und fast mehr nach Art der „losen" Bleilöterarbeit ausgeführt wird. Es werden verzinnte perforierte Stahlröhren mit Blei schichtweise überzogen, indem das Blei von einem Bleiriemen abgeschmolzen wird. Dementsprechend findet eine verhältnismäßig kleine Wasserstoff-Sauerstoffgebläseflamme Verwendung. Die besonders ungünstige gesundheitliche Wirkung dieser Arbeit ist wohl vor allem darauf zurückzuführen, daß die Verbleiungsarbeit ununterbrochen, und an Werkbänken ausgeführt wird, bei welchen der Abstand des Werkstücks vom Gesicht ein verhältnismäßig geringer ist. An einer solchen Werkbank wurden Luftproben in der Mitte etwa in Kopfhöhe des Arbeiters zur Untersuchung auf ihren Bleigehalt entnommen. Die Anordnung war ähnlich wie in den älteren Untersuchungen in Schriftgießereien. Ein durch Gasuhr gemessener ununterbrochener Luftstrom wurde durch eine mit 10 proz. Salpetersäure beschickte Waschflasche mittels Wasserstrahlluftpumpe abgesogen. Die Absaugegeschwindigkeit war maximal 250 Liter pro Stunde. Es wurden 2 Versuche angestellt. Bei dem ersten war der nach unten offene Ansaugstutzen durch ein etwa 2,5 cm dickes lockeres Wattefilter verschlossen, bei dem zweiten offen. Der Bleigehalt der Absorptionsflüssigkeit wurde nach Überführung in Bleichromat durch Wägung bestimmt.

Versuch I.

Dauer:	Luftmenge:	Mittlere Ansauggegeschwindigkeit:	Bleigehalt im Kubikmeter:
31 Std. 25 Min.	5151 Liter	164 Liter pro Stunde	0,192 mg

Versuch II.

| 43 Std. 35 Min. | 8586 Liter | 197 Liter pro Stunde | 0,465 mg |

Die englischen Untersuchungen bei loser Verbleiung hatten bei offenem Ansaugstutzen — (wie in Versuch II) — 0,33 und 0,75 mg pro Kubikmeter ergeben, im Mittel also einen ziemlich ähnlichen Wert. Wie dort ist auch in den vorliegenden Untersuchungen ein etwaiger Bleistaubgehalt der allgemeinen Raumluft vernachlässigt. Dieser ist auch in der sehr sauber gehaltenen, gut ventilierten und schwach besetzten Werkstatt sicher sehr gering. Trotzdem sind die gefundenen Werte im Gegensatz zu denjenigen der englischen Untersucher als — wahrscheinlich viel zu kleine — Minimalwerte anzusehen. Zunächst war die Entfernung des Ansaugrohrs vom Ort der Bleidampfentstehung während des bei weitem größten Teils der Versuchsdauer wesentlich größer als diejenige der Mund- und Nasenöffnung des Arbeiters, da dieser sich bei der Arbeit entlang dem etwa 1,50 m langen Werkstück fortwährend nach beiden Seiten von der Mitte aus, wo der Apparat aufgestellt war, entfernt: nur in dem Augenblick, wo er in der Mitte der Röhre arbeitet, sind beide Entfernungen gleich. Ferner war die Ansauggeschwindigkeit ganz erheblich geringer, als die mittlere Geschwindigkeit des Einatmungsstroms bei ruhiger Atmung, das minutliche Atemvolum mit 10 Liter angenommen. Das ist aber bei der verhältnismäßig großen Entfernung der Bleidampfentstehungsstelle sicher von erheblicher Bedeutung. Endlich muß trotz der mäßigen Durchsaugegeschwindigkeit mit einem nicht unerheblichen Verlust mitgerissener Absorptionsflüssigkeit gerechnet werden. (Die Waschflasche war aus äußeren Gründen verhältnismäßig klein gewählt, und eine zweite Flasche nicht dahintergeschaltet.) Immerhin würde sich schon aus dem gefundenen (sicher zu kleinen) Wert des Versuchs II eine Bleiaufnahme von etwa 2 mg während der 8 stündigen Arbeitszeit ergeben. Daß es sich um einen äußerst feinen Bleirauch handelt, ergibt sich daraus, daß — berechnet aus der Differenz der Werte von Versuch I und II — anscheinend nicht viel weniger als die Hälfte desselben ein 2,5 cm dickes lockeres Wattefilter passieren konnte. Daß die Bleidampfentwicklung bei anderen Homogenarbeiten, insbesondere der Innenverbleiung, bei welcher größere Flächen mit intensiver Gebläseflamme dauernd erhitzt werden, wesentlich größer sein muß, wurde oben ausgeführt. Von erheblichem Einfluß auf den Umfang der Bleidampfbildung und der Entstehung von flugfähigen Bleioxyden dürfte auch die Art der verwendeten Gebläseflamme sein. Neben der Leuchtgas- oder Wasserstoffdruckluftflamme wird die sehr viel heißere Wasserstoffsauerstoffflamme, und in einzelnen Betrieben auch die besonders heiße Acetylen-Sauerstoffflamme angewendet[1]). Bemerkenswert ist auch das Ergebnis einer Staubuntersuchung in einer Bleilöterwerkstätte, in der vorwiegend homogene Verbleiungen großer Apparate ausgeführt werden. Die Probe wurde in einer Höhe von 8,4 m über dem Fußboden (6,4 m vertikaler Entfernung von den höchstgelegenen Arbeitsplätzen) entnommen. Der Bleigehalt des äußerst feinen Staubs betrug 16,3 vH., d. h. mehr als in irgendeiner Staubprobe unter ähnlichen Bedingungen gefunden wurde. Dieser hohe Bleigehalt an einer so hoch gelegenen Stelle beweist das Vorhandensein eines sehr flugfähigen Bleistaubs, der nur aus den bei der Bleiverdampfung sich kondensierenden Bleioxyden bestehen kann. Der verhältnismäßig geringe prozentische Bleigehalt des Staubs in einer andern Bleilöterwerkstätte (Ziffer 2 der nachstehenden Tabelle) ist wohl darauf zurückzuführen, daß dort hauptsächlich andere stark staubentwickelnde Arbeiten (Kesselschmiedearbeit) ausgeführt werden. Die folgende Tabelle 4 gibt die Ergebnisse der Bleiuntersuchungen in verschiedenen Betrieben wieder.

Tabelle 4.

Betrieb	Entnahmestellen	Gehalt an wasserlöslichem Blei	Gesamtbleigehalt	Zinngehalt
1. Werkstätte für homogene Verbleiungen	8,4 m über dem Fußboden	0,22 vH.	16,3 vH.	?
2. Desgl.	4,5 m über dem Fußboden	0,06 vH.	5,0 vH.	?
3. Bleirohrzieherei	Oberseite des Abzugstrichters 1,0 m über dem Schmelzkesselrand	?	6,1 vH.	?
4. Werkstätte für klempnermäßige Verarbeitung verbleiter Bleche	4,5 m über dem Fußboden	0,08 vH.	3,5 vH.	?
	Rand eines Ventilationstrichters 3,0 m über dem Fußboden	0,06 vH.	4,4 vH.	?
5. Flaschenkapselpolierraum	Gesims 2,5 m über dem Fußboden		19,9 vH.!	10,7 vH.
6. Desgl.	Polierlappen, 3 Stunden im Gebrauch	Gesamtmenge:	0,026 g	0,108 g
7. Desgl.	Polierlappen, 6 Tage im Gebrauch	Gesamtmenge:	0,515 g	1,328 g

---

[1]) Hierüber sind inzwischen im gewerbehygienischen Laboratorium des Reichsgesundheitsamts Untersuchungen ausgeführt worden, deren Ergebnis demnächst veröffentlicht werden wird.

Das Ergebnis der Luft- und Staubuntersuchungen in Bleilötereibetrieben ist jedenfalls geeignet, die auf Grund der Arbeiteruntersuchungen gewonnene Auffassung zu bestätigen, daß die Bleigefährdung der Bleilöter — vor allem soweit sie Homogenverbleiungen ausführen — in erster Linie durch die Einatmung von Bleidämpfen beziehungsweise des aus diesen entstehenden äußerst feinen Bleioxydnebels bedingt ist. Auch beim „Abbrennen" alter Homogenverbleiungen mittels sehr kräftiger Wasserstoffdruckluftgebläse dürfte diese Gefahr vorliegen, wenn auch in geringerem Maße als bei der Homogenverbleiung selbst.

Daß die Gefährdung durch Bleidämpfe bei der Bleigießerei nach den diesbezüglichen Luftuntersuchungen sehr gering sein dürfte, wurde schon oben erwähnt. Bei Schmelztemperaturen unter 500 Grad entstehen überhaupt keine Bleidämpfe, bei höheren Temperaturen, wie sie technisch in Betracht kommen, nur ganz unerhebliche Mengen. Bedenklicher ist hier offenbar die Bildung von Oxyden an der Oberfläche der Bleischmelze, welche beim Umrühren der Schmelze, vor allem aber beim Abschöpfen verstäuben können. Beim Schmelzen von Hartbleilegierungen scheint nicht nur die Dampfspannung des Bleies — vgl. Heise a. a. O.), sondern auch die Oxydbildung — nach englischen Untersuchungen (Legge-Goadbye a. a. O. S. 195) — vermindert zu sein. Der Bleigehalt einer Probe von der Oberseite des Abzugstrichters über dem Schmelzkessel im Betrieb einer Bleirohrzieherei (Ziffer 3 der Tabelle) dürfte z. T. auf solche Bleioxyde zurückzuführen sein. Ähnliche Untersuchungen in England ergaben wesentlich höheren Bleigehalt der entnommenen Staubproben (8,18 bis 48,1 vH.). Die günstigen Ergebnisse der Arbeiteruntersuchungen zeigen, daß durch Anordnung von gut wirkenden Abzugstrichtern, welche in allen untersuchten Betrieben vorhanden waren, der Bleigefährdung beim Schmelzprozeß wirksam vorgebeugt werden kann.

Die Staubuntersuchungen zu Ziffer 4 bis 6 der Tabelle sind in solchen Betrieben zur Kaltbearbeitung von metallischem Blei vorgenommen worden, in welchem augenscheinlich mit Bleistaubentwicklung verbundene Arbeitsvorgänge vorlagen. In beiden Betrieben hatten die Arbeiteruntersuchungen deutlich ungünstigere Ergebnisse, als in den übrigen Betrieben zur Kaltbearbeitung von Bleierzeugnissen. Die Untersuchung der Staubproben zeigte, daß bei den in Rede stehenden Arbeiten bleihaltiger Staub von genügender Schwebefähigkeit entsteht, um auf den Luftweg auch in größerer Entfernung von der Arbeitsstelle zu gelangen. Die Untersuchung des Staubes und der Polierlappen in der Flaschenkapselpoliererei hat außerdem bewiesen, daß der übliche Zinnüberzug der Flaschenkapseln nicht vor dem Angriff durch das Polieren schützt, wie vielfach angenommen wird. Denn der gefundene Bleigehalt des Staubes war größer als der Zinngehalt und größer als der Bleigehalt aller anderwärts entnommenen Staubproben. Ganz ähnliche Ergebnisse hatten Untersuchungen des Staubes und der Polierlappen in englischen und österreichischen Flaschenkapselpoliereien (mitgeteilt in Legge-Goadbye: Bleivergiftung und Bleiaufnahme, S. 305). Ältere Untersuchungen von Staubproben in Setzersälen haben andererseits gezeigt, daß hier der abgesetzte Staub nur in unmittelbarer Nähe der Setzerkästen und auf dem Fußboden nennenswerte Mengen von Blei enthielt, nicht dagegen an Stellen, an welche er nur auf dem Luftwege gelangt sein konnte. (Derartige Untersuchungen sind mitgeteilt bei Pannwitz: Hygienische Untersuchungen im Buchdruckergewerbe, Arbeiten aus dem Reichsgesundheitsamt, Bd. 12 — Staubuntersuchungen der Luft, die im nämlichen Sinne sprechen, bei Fromm: Über den bleihaltigen Staub der Setzereien, Hygienische Rundschau 1898.) Man wird aus den vorliegenden Untersuchungen also den Schluß ziehen dürfen, daß die Erzeugung eines genügend reichlichen und flugfähigen bleihaltigen Staubes an bestimmte Arbeitsvorgänge geknüpft ist, bei welchen alsdann die Gefährdung durch Einatmung dieses Staubes am Entstehungsorte eine recht erhebliche sein kann. Zu diesen Arbeitsvorgängen dürfte vor allem das Polieren und Schleifen von Erzeugnissen aus Blei und Bleilegierungen gehören. Sie wird im allgemeinen bei Erzeugnissen aus Hartblei größer sein als bei der Bearbeitung von Weichblei, falls nicht leicht staubende Poliermittel und Poliertücher Verwendung finden, die auch bei der Bearbeitung von Weichblei leicht einen flugfähigen bleihaltigen Staub entwickeln können.

MIX
Papier aus verantwortungsvollen Quellen
Paper from responsible sources
FSC® C105338

If you have any concerns about our products,
you can contact us on
ProductSafety@springernature.com

In case Publisher is established outside the EU,
the EU authorized representative is:
Springer Nature Customer Service Center GmbH
Europaplatz 3, 69115 Heidelberg, Germany

Printed by Libri Plureos GmbH
in Hamburg, Germany